ALÉM DAS SUAS POSSIBILIDADES

Como a atividade física pode mudar sua vida

MARCOS MARQUES

Literare Books INTERNATIONAL
BRASIL · EUROPA · USA · JAPÃO

Copyright© 2021 by Literare Books International
Todos os direitos desta edição são reservados à Literare Books International.

Presidente:
Maurício Sita

Vice-presidente:
Alessandra Ksenhuck

Diretora executiva:
Julyana Rosa

Diretora de projetos:
Gleide Santos

Assistente de projetos:
Amanda Leite

Capa, diagramação e projeto gráfico:
Gabriel Uchima

Revisão:
Ivani Rezende

Relacionamento com o cliente:
Claudia Pires

Impressão:
Gráfica Paym

Dados Internacionais de Catalogação na Publicação (CIP)
(eDOC BRASIL, Belo Horizonte/MG)

M357a Marques, Marcos.
   Além das suas possibilidades: como a atividade física pode mudar sua vida / Marcos Marques. – São Paulo, SP: Literare Books International, 2021.
   168 p. : 14 x 21 cm

   ISBN 978-65-5922-242-1

   1. Exercícios físicos. 2. Hábitos saudáveis. 3. Saúde. I. Título.
CDD 613

Elaborado por Maurício Amormino Júnior – CRB6/2422

Literare Books International.
Rua Antônio Augusto Covello, 472 – Vila Mariana – São Paulo, SP.
CEP 01550-060
Fone: +55 (0**11) 2659-0968
site: www.literarebooks.com.br
e-mail: literare@literarebooks.com.br

DEDICATÓRIA

Dedico este livro à minha esposa, que sempre me apoiou.

Aos meus filhos, por me proporcionarem tanta energia e vontade de querer sempre mais.

À minha família e aos meus pais, que sempre torceram por mim e acreditaram nos meus projetos.

E a Deus, por me permitir tanta criatividade e ideias para a realização deste projeto.

PREFÁCIO

O bem-estar se tornou um tema da nossa vida cotidiana. É título de programas de TV e aparece em todas as formas de mídia. Diversas linhas de pesquisa investigam esse assunto com seriedade e geram artigos científicos que estão mudando nossa forma de encarar nossos hábitos e objetivos de vida. Por isso, é quase impossível que um leitor deste livro não tenha se deparado com informações sobre esse tópico.

O tema é tão amplo que é ao mesmo tempo autoexplicativo. O que seria esse bem-estar? Seja lá o que for, pode ser algo definido no nível individual, mas há várias atividades ou experiências capazes de nos levar a esse bem-estar.

Este livro nos convida a atingir o bem-estar, a conquistar uma vida melhor, e fornece ferramentas que podem nos ajudar nesse processo. Embora tenha como base a atividade física, Marcos Marques vai muito além do exercício para incluir recursos apoiadores e intimamente relacionados, como Pilates, meditação (incluindo *mindfulness*, diversos tipos de ioga) e terapias manuais (por exemplo, o método *Rolfing*) – todos eles envolvendo algum tipo de atividade física ou a repercussão no nosso corpo como um todo. Além dessas práticas, chama a atenção do leitor para a relevância da alimentação adequada e da boa qualidade do sono. Todos esses hábitos, quando utilizados de forma persistente e com metas adequadamente estabelecidas, podem nos levar a uma vida melhor.

O livro tem o mérito, ainda, de trazer o testemunho de indivíduos do universo profissional do autor que ilustram com a sua própria experiência o sucesso desses diferentes recursos quando bem utilizados. A prática regular de atividade física e desses outros recursos pode contribuir de diversas formas para o organismo. Isso está bem claro hoje, quando se fala em saúde mental. Praticar exercícios faz parte do arsenal terapêutico de qualquer profissional de saúde mental. Estudos científicos rigorosamente desenhados observaram que a atividade física aeróbica (por exemplo, 30 minutos, 5 vezes por semana), em conjunto com tratamentos convencionais (como psicofármacos e abordagens psicoterapêuticas), reduz significativamente sintomas depressivos e ansiosos em indivíduos com transtornos mentais. Ensaios clínicos bem desenhados também atestam o efeito benéfico coadjuvante de técnicas de meditação tipo *mindfulness* e técnicas de ioga (por exemplo, Kundalini Ioga) no tratamento desses transtornos. Finalmente, estudos de nutracêutica (por exemplo, o uso de ácidos graxos como o ômega 3) apontam para os benefícios da boa nutrição em indivíduos que estão doentes ou apresentam os primeiros sintomas (antes de a doença começar) de transtornos como a esquizofrenia. Além de ajudarem o indivíduo que já está doente, estratégias como essas podem contribuir para atenuar ou impedir a expressão da doença mental em indivíduos em risco de tê-la no

PREFÁCIO

futuro. Portanto é fácil especular que todos esses recursos devem ter o potencial, se bem empregados, de prevenir o aparecimento de transtornos mentais em geral. Ou, mais do que isso, de promover a saúde de forma geral, ao promover o bem-estar.

Os mecanismos a partir dos quais esses diferentes recursos, particularmente a atividade física, impactam na saúde física e mental começam a ser elucidados. Na saúde física, provocam redução da pressão arterial, melhoram o funcionamento cardiovascular, promovem perda de peso, entre outros. Em relação à saúde mental, o exercício físico pode trazer muitas mudanças fisiológicas que resultam em melhora na autoestima, no estado de humor e na redução dos níveis de ansiedade. Todos esses efeitos contribuem para a prevenção de doenças crônicas como câncer, diabetes, hipertensão, obesidade, osteoporose e transtornos neuropsiquiátricos como a doença de Alzheimer.

No que diz respeito aos aspectos neurofisiológicos, não se sabe ainda a partir de que mecanismos esses efeitos benéficos ocorrem, mas com certeza não se trata de um mecanismo único. Parece que os benefícios do exercício surgem por numerosas mudanças fisiológicas e psicológicas.

Os efeitos fisiológicos do exercício podem incluir, entre outros, aumento nos níveis de endorfina, temperatura corporal, função mitocondrial, alterações intracelulares de vias importantes para a sinalização neuronal, produção de neurotransmissores e diminuição da ativação do nosso sistema de resposta ao estresse (eixo hipotálamo-hipófise-adrenal). Há ainda o efeito de diminuir a inflamação que o exercício pode trazer (via mecanismos imunológicos). Uma vez que a inflamação e as doenças inflamatórias contribuem para a origem dos diversos transtornos mentais, esse pode ser um dos mecanismos a partir dos quais a atividade física resulta em melhor saúde mental.

Já os efeitos psicológicos envolvem sentimentos positivos da realização de conseguir concluir tarefas importantes (sensação de autoeficácia), tão relevante para a nossa autoestima. Além disso, durante o exercício é mais fácil distrair a nossa mente e nos levar para longe dos nossos sentimentos negativos, que envolvem, por exemplo, preocupações e desconfortos.

Os avanços do conhecimento nessa área nos permitirão saber "o que" e "como" quanto ao funcionamento dessas diferentes ferramentas no organismo humano. Por exemplo, não está claro se a natureza do exercício (aeróbico ou anaeróbico) é um fator significativo. Ambas as formas parecem importantes. Esse tipo de conhecimento vai permitir que as diferentes técnicas se aprimorem e que nós possamos escolher as melhores entre elas para prevenir doenças específicas e promover a saúde de forma geral.

Mais do que todas as técnicas e sua relevância, que o livro não economiza em apresentar, no frigir dos ovos o que faz a diferença quando se fala em atividade física é começar e perdurar. Nesse sentido, Marcos Marques mostra toda a sua experiência, como um dos maiores experts na sua atividade de *personal trainer*, ensinando a dar o primeiro passo e, depois, a perdurar para chegar lá.

PREFÁCIO

Assim, ao terminar o livro, quem já pratica atividade física vai se sentir estimulado a se aprimorar ainda mais; e quem ainda não pratica vai ter uma boa inspiração para começar.

Dr. Euripedes C. Miguel

Professor Titular do Departamento de Psiquiatria da Faculdade de Medicina da USP.

Professor Adjunto da Faculdade de Medicina da Universidade de Yale.

INTRODUÇÃO

Além das suas possibilidades é um convite para você que está em busca de bem-estar em sua vida.

Alguns estão buscando o bem-estar do corpo, outros buscam isso em sua alma e ainda há aqueles que buscam o mesmo para a mente.

Independentemente de qual seja a busca que almeja para sua vida, tenho certeza de que de alguma forma este livro proporcionará uma leitura agradável e, ao mesmo tempo, tentadora. Nele, você terá acesso a práticas que poderão transformar sua forma de pensar e agir.

Apresentarei aqui ferramentas e recursos apoiadores para a execução da atividade física, a meditação e a busca pelo bem-estar, sempre com prazer e de forma contínua. Você vai entender o que é preciso para realizar a atividade física e fazer esse hábito perdurar.

A busca pelo equilíbrio é constante, e só conseguimos bons resultados quando colocamos em prática a maturidade da vivência. Acertar e errar é um excelente caminho para essa constância da descoberta daquilo que funciona para você.

Nesse caminho, alguns encontrarão respostas mais rápidas, enquanto outros vão demorar um pouco mais. O mais interessante é que, quando temos a certeza de que encontramos, novos desafios começam a aparecer – é assim que o sentido da vida tem continuidade.

ALÉM DAS SUAS POSSIBILIDADES

Na sua opinião, é interessante ter uma vida disciplinada em relação à atividade física, meditação, alimentação, relaxamento, boa qualidade do sono, tudo isso aliado a uma mente organizada, focada em objetivos bem estruturados?

> **Quando para em frente ao espelho, gosta daquilo que vê?**
> **Qual o valor que atribui a si mesmo e ao seu bem-estar?**

Cuide primeiro de você para depois querer cuidar do outro.

> **Quais são os movimentos que tem realizado para conquistar uma vida plena?**
> **Quais são as evidências que apontam que está mais próximo do seu estado desejado?**

A intenção do livro *Além das suas possibilidades* é levar até você três temas principais, que servirão como pano de fundo para o seu aprendizado. São eles:

- Atividade física;
- Espiritualidade do ponto de vista de meios alternativos e holísticos para uma vida mais centrada, plena e perene;
- Desenvolvimento humano como tema essencial para a evolução do ser humano.

INTRODUÇÃO

Assimilar e absorver esses conceitos permitirá atingir um estado de plenitude. As experiências da vida começarão a fazer mais sentido e terão mais conexão com sua existência e sua capacidade de superação.

A proposta essencial deste livro é apresentar, com clareza e usando explicações práticas, meios para que alcance seus objetivos de forma sustentável a caminho do equilíbrio. Esse aprendizado poderá ser expandido para outras áreas da sua vida, ajudando a obter ganhos de saúde física, mental e emocional.

Você vai saber, por exemplo, que é possível se conectar única e exclusivamente para trazer impulsos de incentivo para a prática habitual da longevidade.

Permita expandir seus pensamentos na direção da mudança de vida, na direção do bem-estar. Faça escolhas inteligentes e realize aquilo que faz mais sentido no momento.

Acredite que dentro de você mora uma força que pode levá-lo a lugares jamais visitados anteriormente.

Tenha certeza de que em tudo o que faz, em todas as suas atitudes, suas ações, sempre há uma intenção positiva dentro das possibilidades que apresenta naquele momento. É preciso administrar essa intenção da melhor forma possível, a fim de ganhar entendimento e agir de forma precisa e assertiva.

Quando compreendemos essa arte, as relações começam a fazer conexões interessantes.

Mas o que pode ganhar como recompensa por ler o livro e adquirir esse conhecimento?

Tenha certeza de que tudo o que aprender aqui será muito valioso e vai perdurar por um bom tempo em seus dias – talvez pelo resto da sua vida.

Permita acreditar que o seu estado de mudança começa agora.

O propósito deste livro é despertar em você o seu melhor.

SUMÁRIO

PARTE 1: COMPORTAMENTO HUMANO

PRIORIDADES 23

VOCÊ SABE PRIORIZAR O QUE É MAIS IMPORTANTE? 28

DETERMINAÇÃO 31

DAR A VOLTA POR CIMA 36

VALORIZE O SEU CORPO, POIS É A SUA CASA 40

EFEITOS POSITIVOS 42

RECOMPENSA 47

METAS E OBJETIVOS 50

ESCOLHAS 54

DESEJO 58

DESCULPAS 66

RESILIÊNCIA 69

COMO VOCÊ QUER ENXERGAR? 72

SENSAÇÕES POSITIVAS 74

SUPERAÇÃO 77

ZONA DE CONFORTO 81

PARTE 2:
ATIVIDADE FÍSICA

DIFERENÇAS ENTRE O HOMEM E A MULHER 92

RESISTÊNCIA 97

PROCRASTINAÇÃO 101

FOCO 106

PLANEJAMENTO 111

VONTADE 114

ALIMENTAÇÃO 127

TECNOLOGIA 132

PARTE 3:
ESPIRITUALIDADE

EQUILÍBRIO: CORPO, ALMA E MENTE..............................139

MEIOS ALTERNATIVOS DE MOVIMENTO...........................148

FELICIDADE..151

POR QUE PRATICAR IOGA? 157

MEDITE! 161

CRENÇAS 166

PARTE 1: COMPORTAMENTO HUMANO

1

**Na dúvida, siga sempre a sua intuição.
ela vai levá-lo para uma viagem deslumbrante e escolher
os melhores caminhos para o seu bem-estar.**

Escolhi começar com este tema, tão rico, que servirá de base para todo o conteúdo que conhecerá ao longo da sua leitura.

O comportamento humano é uma fonte de estudo para o entendimento das suas respostas em determinadas situações. Essas respostas são baseadas em experiências vividas no seu passado, até determinar quem é hoje.

Outro fator determinante dessas respostas é a influência das pessoas com quem se relaciona.

Uma perspectiva muito interessante é aquela que se baseia no seu modelo de mundo (a forma como enxerga e interpreta as coisas, única e exclusivamente baseada em suas próprias experiências).

É por meio de todos os contextos mencionados acima, que vai refletir sobre a forma de lidar com as situações que a vida lhe traz.

> **Quais foram os reflexos adquiridos pela vivência de situações do seu passado?**
>
> **É provável que hoje tenha dificuldade para fazer determinadas coisas de uma forma diferente.**

Mais à frente, falaremos um pouco mais sobre como processar para pensar de um jeito diferente.

O fato é que, se fizermos sempre as mesmas coisas, repetindo os mesmos padrões de comportamento, nunca teremos resultados diferentes, e isso poderá impossibilitar nossas chances de crescimento.

Busque fazer diferente mesmo sem saber se isso o levará a um caminho de maior sucesso. No mínimo, será um caminho diferente e, com certeza, o resultado será diferente também.

Optar por esse caminho possibilitará ampliar seu modelo de mundo, criando novas conexões. Viva essa experiência!

1. COMPORTAMENTO HUMANO

PRIORIDADES

Todos os dias, temos a oportunidade de fazer diferente. Sem pensar se o resultado será positivo ou não, o que importa é a atitude de buscar esse lugar. O diferente pode ser o que você sempre sonhou e nunca teve coragem de encarar.

Vou compartilhar com você um depoimento que retrata um pouco o tema prioridades:

Atividade física pra mim é fundamental. Desde pequena fui incentivada pelos meus pais a praticar esportes. Fiz natação, tênis, ginástica olímpica, balé, jazz, aeróbica e ioga. Na escola, joguei handebol e vôlei. Nos finais de semana, jogava frescobol com meu pai na praia. Posso dizer que minha vida inteira pratiquei algum tipo de atividade física e, se disser que em algum momento fiquei parada por 3 meses, foi muito! Me sinto totalmente dependente de algum movimento corporal. Me movimentar me deixa mais disposta, bem-humorada e com a sensação de que estou cuidando de mim. Claro que em vários momentos sinto preguiça, cansaço e indisposição. Principalmente no frio. Mas uma coisa é certa: sempre que venço essa etapa inicial e consigo praticar qualquer tipo de atividade física no dia, me sinto muito melhor. Me sinto realmente mais feliz. Para mim, é algo inexplicável. Deve ter a ver com aquele tal hormônio que dizem que é liberado e que te faz se sentir bem. É uma espécie de meditação. É um antidepressivo. É aquele momento do dia em que você esquece da vida ou pelo menos tenta esquecer dos problemas. Desligo o celular ou deixo ele bem longe de mim para que ninguém me interrompa naquele momento do dia que é só meu. Fico muito brava comigo mesma e até irritada quando deixo a preguiça tomar conta. Talvez esse seja um dos motivos de eu ter escolhido me casar com um personal trainer. Alguém que me incentiva a continuar praticando atividade física diariamente e, ainda, alguém que admiro muito pela dedicação e pelo profissionalismo. Se eu pudesse dar um conselho, diria: cuide do seu corpo, pois ele é a sua casa.

(Mirian, 42 anos, advogada)

Ao longo de um dia temos inúmeras coisas a serem feitas e muitos compromissos a cumprir. Escolher o que faremos primeiro tem a ver com o nível de prioridade e urgência de cada tarefa. O mais importante você coloca em primeiro lugar, e assim por diante.

Tenho certeza de que o exercício físico e/ou a meditação e/ou qualquer outra atividade de bem-estar entra aí em algum momento da sua vida, correto? Se a resposta for negativa, repense alguns valores importantes que está deixando de lado quanto à busca do equilíbrio e da qualidade de vida.

Partindo dessa premissa, a atividade física/meditação, seja ela física ou mental, precisa ter um papel muito importante na sua escala de prioridades, seja durante um dia ou durante algum momento

1. COMPORTAMENTO HUMANO

da sua vida. Espero que isso seja, o quanto antes, um fator de mudança – e quem vai se beneficiar é você, única e exclusivamente.

Pensar na prática da atividade física como um complemento da saúde muda totalmente o papel da influência dela na nossa vida. Afinal, todos nós queremos ter mais saúde, vitalidade e disposição, não é mesmo?

> **Se começar a pensar dessa forma, perceberá que está fazendo exercício para ganhar o quê, especificamente?**
>
> - **Você poderia pensar que ganhará uma vida mais plena?**
> - **Mais equilíbrio para o dia a dia?**
> - **Estará fazendo a manutenção da sua saúde?**
> - **Tornará a sua vida mais ativa?**
> - **Prevenirá doenças?**
> - **Terá alívio das dores e tensões musculares?**
> - **Terá mais disposição?**

É importante perceber que todos os itens dessa lista, de alguma forma, em algum momento, farão sentido para você.

O exercício físico tem o poder de nos levar a lugares incríveis. Além disso, proporciona a estimulação de diversos hormônios, capazes de despertar sensações de prazer e disposição.

É sabido que cada ser humano tem o próprio relógio biológico, que seria o processo periódico ligado às reações do ser vivo que se assemelha ao relógio analógico ou digital que conhecemos. Algumas funções biológicas são respostas do próprio organismo, individualmente falando. Aproveitando-se desse benefício, o ser humano reage melhor a determinados estímulos em certa hora do dia. Alguns, pela disposição genética, percebem que são mais "do dia", enquanto outros funcionam melhor à tarde ou até mesmo à noite.

Existe também o relógio circadiano, que é o ciclo metabólico diário. São respostas que você recebe do seu organismo durante um dia, desde a hora em que acorda até o momento de ir dormir, quanto à relação digestiva, produção de hormônios, regulação de temperatura corporal e outros processos que se repetem diariamente.

Observar esses dois relógios presentes no seu organismo torna-o capaz de perceber que, se mantiver uma rotina constante de sono, alimentação, atividade física, trabalho etc., as respostas do seu corpo serão muito parecidas na maioria dos dias. É fácil constatar esse comportamento vendo como sua relação digestiva e a de sono são diferentes nos finais de semana, que normalmente não obedecem à mesma rotina dos dias úteis.

Outros fatores que podem influenciar nesse processo seriam o seu estilo de vida, idade, rotina de trabalho, compromissos sociais, sono, além de luz, calor, mudança de fuso quando se viaja e outros elementos externos.

O ritmo do seu relógio biológico indica o horário em que tem maior e melhor disposição física, psíquica e intelectual para realizar determinada tarefa. Para saber qual é o seu horário, basta ouvir

1. COMPORTAMENTO HUMANO

e sentir o próprio corpo. Ele trará essa resposta e o ajudará a ter sempre o melhor desempenho.

A ciência que estuda essa relação ensina que podemos adaptar o ritmo do nosso organismo por meio de hábitos e rotinas. Escutar e perceber o seu melhor horário para as atividades faz o rendimento aumentar tanto no seu treino quanto na vida profissional.

Aproveite essa busca e descubra qual o horário da sua melhor *performance* para determinadas tarefas. Experimente desfrutar dessa experiência incrível!

VOCÊ SABE PRIORIZAR O QUE É MAIS IMPORTANTE?

Vamos fazer um exercício agora.

Pense em uma coisa que gostaria de mudar ou realizar na sua vida. Pode ter a ver com o trabalho, por exemplo, fazer uma transição de carreira, ter um aumento de salário, captar mais clientes, ou então uma viagem com a família, correr 10 quilômetros etc.

> Veja como está esse cenário hoje na sua vida.
> Conseguiu visualizar?
> Agora gostaria que, na sua tela mental, fizesse uma projeção: de que forma gostaria de mudar ou realizar esse objetivo?

É importantíssimo criar pequenas metas e ter certeza de que essas metas o levarão cada vez mais próximo daquilo que espera que aconteça.

A pergunta principal antes de iniciar o processo é: você quer? Se a resposta for realmente SIM, ótimo. Veja esta sugestão prática para ter uma noção mais clara:

- **Estado atual:** nunca correu.
- **Estado desejado:** correr 10 quilômetros em 6 meses.

É importante mensurar:

1. COMPORTAMENTO HUMANO

- **Compromisso:** quão comprometido está a realizar essa tarefa?
- **Frequência:** quantas vezes por semana vai se dedicar ao treinamento? Sem falhar durante o processo.
- **Tempo:** em quanto tempo vai concretizar o seu estado desejado?

Planejamento para a realização da atividade: 6 meses.

A sua frequência na academia ou no parque será de 3 vezes por semana. E você vai assumir esse compromisso durante 6 meses.

Use a tabela a seguir como roteiro para o seu programa de treinamento. Na última coluna, escreva SIM quando conseguir cumprir as metas mensais.

Período	Rotina proposta	Meta cumprida?
1º mês	Aumentar gradativo até que chegue nos 40' de caminhada confortável.	
2º mês	40' sendo 8 x (4' caminhada confortável para 1' trote).	
3º mês	Diminuir o tempo de recuperação. Realizar 40' sendo 10 x (3' caminhada para 1' trote).	
4º mês	40' sendo 20 x (1' caminhada para 1' trote).	
5º mês	40' sendo 10 x (1' caminhada para 3' trote).	
6º mês	40' sendo trote contínuo.	

Obs: respeitar seus limites (podem existir momentos em que você tenha que regredir e não tem problema, recomece de onde parou).

ALÉM DAS SUAS POSSIBILIDADES

Podemos considerar que, se seguir essas orientações e mantiver uma alimentação balanceada, dormindo bem para que haja melhor recuperação muscular e estando em boas condições de saúde, é provável que consiga realizar esse e/ou qualquer outro desafio que traçar. Desde que, é claro, assuma esse compromisso consigo mesmo e estabeleça a relação de mudanças de manutenção de novos hábitos.

Priorizar o que lhe faz bem é, acima de tudo, respeitar o seu bem-estar e respeitar a si mesmo.

É lindo quando conseguimos ter foco naquilo que queremos. Dessa forma, conseguimos realizar as coisas mais rápido, com maior eficiência e com total prazer, pois estamos fazendo para o nosso bem. Quem ganha sempre com isso é só você.

> **O resultado é fruto das suas escolhas.
> Vamos tentar?**

1. COMPORTAMENTO HUMANO

DETERMINAÇÃO

**Para você, que é uma pessoa determinada,
um objetivo dado é um objetivo cumprido.**

Quando trabalho com este tema, gosto muito de citar uma metáfora que escrevi algum tempo atrás. Ela diz assim:

Era uma vez uma lamparina que vivia no terraço de um sítio, aquele lugar onde tudo é muito sujo. Um detalhe importante: essa lamparina, apesar de estar suja, nunca tinha sido acesa; seu pavio era novo.

Certo dia, a lamparina resolveu fazer um passeio pela propriedade e saiu logo cedo para fazer isso. Visitou lugares nunca vistos. Alguns ela achou bonitos por conta da luz do dia, outros não pareceram tão agradáveis à medida que a noite se aproximava, impossibilitando a lamparina de ver as coisas ao seu redor.

A lamparina começou a se sentir com medo, insegura, ameaçada com todo aquele cenário novo. Ela continuou andando e cada vez enxergava menos coisas ao seu redor. De repente, sentiu alguns pingos de chuva. Aos poucos, a chuva foi aumentando até se tornar uma verdadeira tempestade.

Nesse momento a lamparina ficou sem norte, sem saber para onde ir. No entanto algo diferente havia acontecido. Por mais que a tempestade continuasse, a lamparina começou a enxergar melhor as coisas ao seu redor, começou a olhar para si mesma e a enxergar sua beleza. Ela começou a dizer: "como eu sou bonita, funcional e útil para tantas situações". Em pouco tempo a tempestade perdeu força, virou uma chuva e, em seguida, uma garoa que acabou cessando quando as estrelas no céu começaram a dar sinais da sua presença.

A essa altura, a lamparina vivenciava algo que nunca tinha sentido antes. Poderosa, capaz e cheia de determinação para realizar algo novo, como iluminar o próprio caminho pela primeira vez.

Ela fez um acordo com as pedras que encontrou pelo caminho para que fornecessem as faíscas necessárias para acender o seu pavio. Em troca, elas seriam iluminadas e poderiam enxergar umas às outras. As pedras ficaram muito contentes por contribuir. As estrelas também se animaram por fazerem o papel de guias. A lamparina, refletindo sobre tudo o que havia acontecido, conseguiu enxergar que sempre é tempo de se reinventar.

No seu novo caminho, a lamparina conheceu muitas coisas novas, iluminou muitos caminhos e, o melhor de tudo, ajudou todos ao seu redor a sempre enxergar além...

Existe uma grande possibilidade de que pessoas determinadas consigam melhores posições nas empresas, melhor remuneração e, obviamente, atinjam melhores resultados.

No percurso da minha carreira, conheci inúmeras pessoas que tinham muita determinação e hoje, após algum tempo, consigo ver o fruto daquelas árvores que foram plantadas lá atrás. É sempre melhor escolher o que vamos plantar hoje, pois no futuro seremos obrigados a colher o que semeamos.

1. COMPORTAMENTO HUMANO

O caminho nem sempre é fácil; pelo contrário, é muito sinuoso, penoso, mas a conclusão de tudo isso é: se você quer muito uma coisa e luta por ela, pode ser que leve muito tempo para conquistar o que deseja. Mesmo assim, continue se esforçando e invista naquilo em que acredita. No final, sem nunca ter desistido do seu propósito, vai olhar para trás e dizer, cheio de orgulho, que todo o esforço valeu a pena.

Esforçar-se e investir significa colocar uma ideia ou pensamento na mente e se organizar para que esse objetivo não fique somente no papel. Ao colocar o seu plano em prática, as chances de alcançar o objetivo desejado aumentam.

Feche os olhos agora e projete na sua tela mental o seu sonho, o seu desejo. Agora se permita ver isso acontecendo. Organize e formule com todo o cuidado a sua ideia a respeito daquilo que almeja.

Muito daquilo em que nós acreditamos está relacionado à forma como pensamos e organizamos nossa mente para essa realização. Chegará um momento em sua vida quando grandes coisas estarão acontecendo e perceberá que esse sucesso é resultado do que arquitetou lá atrás.

- Esses são os frutos daquela ideia que plantou, lembra?
- Aquele projeto de retomar a atividade física.
- Correr uma maratona.
- Escalar o Everest.
- Parar de fumar.
- Jogar tênis mesmo achando que não seria possível.
- Andar a cavalo.

- **Brincar com os netos de jogar futebol.**
- **Saltar de paraquedas.**
- **Emagrecer para conseguir voltar a esquiar.**
- **Parar de beber.**
- **Voltar a jogar basquete.**

Pois é. Esse momento no futuro será puramente o resultado da sua determinação.

Seja a lamparina do seu caminho. Enxergue além das suas possibilidades.

Todo grande esforço tem também um preço, mas o resultado é sempre maravilhoso. Só conseguimos mudar nossos atos e nossas atitudes quando enxergarmos um retorno positivo como resultado.

Muitas experiências nos ensinam valores como disciplina, foco e esforço, mas nem sempre conseguimos enxergar o lado positivo disso tudo.

Faça um teste e passe por esse "sacrifício" durante 30 dias – mesmo nesse curto período já será possível notar a diferença que fará em sua vida. Depois desses primeiros 30 dias, você será capaz de perceber os benefícios que adquiriu ao longo dessa jornada.

O grande diferencial da pessoa determinada é o fato de saber o que quer e, além de tudo, saber o que precisa ser feito para cumprir a tarefa. Por isso, digo que a determinação é uma característica que inclui outras qualidades: foco, persistência, assertividade, objetividade, envolvimento etc.

1. COMPORTAMENTO HUMANO

A sua determinação mora aí dentro de você, sabia?

Acesse essa determinação e coloque como prioridade você mesmo, seu bem-estar, sua qualidade de vida. Uma vida incrível para você.

Tudo o que virá depois serão as consequências positivas daquilo que criou para sua existência ter mais sentido.

Continue perseverando com sua determinação, acreditando naquilo que faz bem para sua vida e colocando como prioridade o seu bem-estar acima de qualquer coisa. Pode ter certeza de que o resultado vai surpreendê-lo.

Nesse caminho, talvez encontre pessoas que vão criticá-lo; outras dirão que está perdendo tempo ao tomar como verdade esse modo de agir. O fato é que só uma pessoa pode mudar o rumo de tudo isso, e essa pessoa é a protagonista da sua história: VOCÊ!

Acredite naquilo que lhe faz bem. Multiplique o bem. Corra atrás dos seus sonhos!

DAR A VOLTA POR CIMA

**Não tenha medo de tentar;
tenha medo de ficar parado.**

Coloco este tema na sequência porque tem tudo a ver com a questão da descontinuidade da atividade física.

O grande desafio é exatamente dar a volta por cima em relação a algo que já motivou você e que agora, sem saber por que, não desperta mais o seu interesse.

A vida sem compromisso com a atividade física parece mais simples e mais fácil de ser vivida. Mas esse sentimento é uma armadilha. É por causa do sedentarismo que vemos tantas pessoas jovens doentes, dependentes de remédios e sofrendo com diabetes, colesterol alterado, pressão alta, obesidade etc.

Chegamos a um momento preocupante, quando as pessoas não cuidam da sua maior riqueza: a saúde física, psíquica e mental.

Cito aqui um relato de uma cliente com um nome fictício para manter sua privacidade sobre esse assunto:

Exercício físico é fundamental para a saúde do corpo e da mente. Disposição e estado de espírito. Eu tinha muita preguiça de iniciar alguma atividade, até que, no meu caso, foi ficando muito gratificante ver o resultado fantástico que eu obtinha a cada aula. Modificou muito meu corpo, ganhei musculatura e alongo com muito mais facilidade.

1. COMPORTAMENTO HUMANO

Quanto à mente, ganhei autoestima, ânimo para ter uma vida social prazerosa e calma para realizar meus projetos do dia a dia. Foi o que eu constatei por mim mesma.
(Verônica, 65 anos, aposentada)

A sociedade está vivendo um ritmo desenfreado. Os acontecimentos do cotidiano interferem diretamente no seu corpo, quase sempre de forma negativa.

Muitas pessoas chegam a trabalhar mais de 50% das horas do dia, e algumas têm o hábito de sair depois do expediente para se distrair e relaxar pelo menos uma vez por semana. Quando isso acontece, elas dormem apenas 4 horas por noite. Sem contar aquelas que necessitam do auxílio de remédios para conseguir dormir.

No dia seguinte, começa tudo de novo. O ritmo é cada vez mais acelerado.

- **Vale a pena essa rotina?**
- **É isso que almeja para a sua vida?**
- **Tome cuidado!**
- **Veja para onde está conduzindo sua vida.**

Quando nos conscientizamos desse tipo de situação (ou de outras bem parecidas), precisamos analisar essa realidade dentro da roda da vida.

ALÉM DAS SUAS POSSIBILIDADES

Qual será o resultado disso tudo?

Podemos perceber que boa parte das pessoas está razoavelmente "bem" no trabalho embora tenha uma saúde cada vez mais precária e a convivência com a família só aconteça nos finais de semana – quando acontece. Nos finais de semana, geralmente há eventos cheios de "amigos" e, nessas ocasiões, é necessário colocar em prática o lado "social" da vida, dividindo a atenção o tempo todo e a todo momento.

Se a resposta quanto ao seu estado desejado não for esse cenário nem algo parecido com o que acabo de descrever, mude seus hábitos, repense suas atitudes e aja enquanto há tempo para viver uma realidade nova.

A mudança só depende de você e de suas atitudes a partir de agora.

Um questionamento deve ter vindo à sua mente:

Como consigo buscar motivação onde não tenho?

Para responder a essa pergunta, podemos considerar que existe uma figura (pode ser uma pessoa ou não) que o motiva ou transmite motivação para fazer algo?

Se a sua resposta foi "sim", ótimo. Se foi "não", vamos conversar sobre o seu caso.

Se respondeu afirmativamente, inspire-se nessa figura ou pessoa, observe sua forma ou seus hábitos e pense na melhor forma de representar em seu pensamento aquilo que lhe falta.

1. COMPORTAMENTO HUMANO

Se a resposta foi negativa, não há problema. Você pode pensar em alguma coisa que aconteceu na sua vida que tenha lhe trazido o sentimento de estar motivado para realizar alguma tarefa específica.

Feche os olhos e se imagine motivado naquela situação. Relembre aquele momento com todos os detalhes que conseguir resgatar. Tudo o que viu, ouviu e sentiu (valorize as suas sensações). Não tenha pressa ao realizar esse exercício...

E aí, conseguiu reviver aquela situação de motivação?

Quando traz esse sentimento de motivação para o cenário da academia ou qualquer outro lugar onde pratica sua atividade física, pode ajudá-lo a começar algo novo, dentro de uma nova perspectiva.

Experimente essa sensação.

- **Como é isso para você?**
- **Você consegue se imaginar realizando a atividade com esse novo recurso?**
- **Quantas vezes por semana consegue assumir o compromisso de vivenciar essa nova versão de si mesmo?**

Pense que a realização da atividade física é o maior presente para sua saúde e para sua vida.

Quer mudar os seus hábitos? Comece pelo primeiro passo.

VALORIZE O SEU CORPO, POIS É A SUA CASA

Quem não gosta de ter a casa organizada, limpa, bem-arrumada, tudo no seu devido lugar, harmoniosa, perfumada? A melhor sensação é a de chegar e ficar confortável no nosso espaço após dias longe dele. Sempre concluímos que o mundo lá fora é bom, mas o prazer de voltar é melhor ainda. Com o nosso corpo, é melhor ainda. Quando fazemos algo que o agrada, ele nos agradece por cuidar da nossa saúde.

Essa é a referência que pode ter da sua casa. A escolha é somente sua.

Seu corpo começa a reconhecer os estímulos depois de algumas práticas habituais da mesma atividade.

Pense no amor que sente por si mesmo. Lembre-se sempre de que o grande protagonista da sua história é VOCÊ.

Só você tem a capacidade de mudar o próprio destino, fazer escolhas assertivas para sua vida e transformá-la em uma história de muito sucesso.

Olhe para o espelho e veja a pessoa mais importante da sua vida. Assuma com VOCÊ o maior compromisso de todos. Cuide do seu maior bem, a VIDA. Cuide do seu corpo com carinho.

No início de um processo de transformação, naturalmente poderá encontrar alguns obstáculos, mas na verdade o ajudarão a adquirir maturidade para o processo e desenvolver a assertividade nas suas escolhas.

1. COMPORTAMENTO HUMANO

Ainda que seja difícil dar o primeiro passo na direção daquilo em que acredita, qualquer que seja esse primeiro passo, mesmo não sendo perfeito, isso lhe dará uma dose de coragem e determinação para aprender com os próprios erros. Permita-se errar. O erro é um grande aliado, a ponte para o sucesso.

Quando vive algo em que projetou o seu estado desejado e atingiu a sua meta sem nenhum fracasso, pergunto: o que aprendeu com isso?

Não estou minimizando seus méritos. Só gostaria de lembrar que, às vezes, errar faz parte da jornada e pode favorecer muito o seu aprendizado de vida.

O que não podemos permitir é escolher a forma perfeita para começar, porque essa forma perfeita nunca vem, e essa expectativa paralisa, impedindo-o de realizar suas ações.

Coloque em prática o seu plano mesmo que seja imperfeito. Pode ter certeza de que a melhor parte ainda está por vir.

EFEITOS POSITIVOS

**Quando temos convicção do nosso propósito,
o caminho dificilmente será diferente do sucesso.**

**Siga aquilo em que acredita; o resultado positivo
será consequência das suas melhores escolhas.**

A prática regular de atividade física proporciona benefícios que se manifestam sob todos os aspectos do organismo: ajuda na memória, na digestão, concentração, humor, coordenação motora, bem-estar etc.

O exercício físico melhora sua força, aumenta o tônus muscular, alivia as tensões do corpo, melhora a postura e a flexibilidade, além de fortalecer os ossos e as articulações.

Como estamos falando de benefícios, gosto do relato a seguir, que me chama a atenção por mostrar até onde a prática regular de atividade física pode chegar.

Os benefícios da atividade física são muitos para quem sofre de TOC (transtorno obsessivo-compulsivo). Ajuda a controlar a ansiedade gastando energia nos dias em que o TOC [1] está forte e na rotina de vida agitada que temos vivido nos grandes centros urbanos.

---

[1] O TOC ou transtorno obsessivo-compulsivo é um distúrbio da mente caracterizado por pensamentos e medos irracionais (obsessões) que levam a comportamentos compulsivos.

1. COMPORTAMENTO HUMANO

Mesmo quando o TOC não se manifesta é importante, pois gera no indivíduo uma sensação boa de bem-estar, que auxilia a nos manter equilibrados.

O TOC é um distúrbio associado a pensamentos que produz alterações fisiológicas e comportamentais que, quando se criam rotinas saudáveis e com gasto de energia, perdem força e fazem com que, quando vem, ele se desencadeie mais fraco e diminua as influências no pensamento e nas reações no corpo.

(Roberto, 51 anos, empresário)

No que diz respeito à saúde do corpo, podemos mencionar a eliminação de peso e a diminuição do percentual de gordura corporal, o equilíbrio da pressão arterial em repouso, melhora do diabetes, diminuição do colesterol total e do LDL (colesterol ruim) e aumento do HDL (colesterol bom).

Para quem tem mais idade, a atividade física ajuda na manutenção da massa muscular, estabilidade óssea (osteoporose e osteopenia), equilíbrio físico, melhora a capacidade de concentração, coordenação motora, aumenta a imunidade biológica etc.

Todos esses benefícios auxiliam na prevenção e no controle de doenças como diabetes, hipertensão e muitas outras. Quem deixa de ser sedentário e passa a ser ativo diminui o risco de morte por doenças cardiovasculares.

Tudo isso mostra que uma pequena mudança nos hábitos de vida é responsável pela melhoria na saúde e na qualidade de vida.

ALÉM DAS SUAS POSSIBILIDADES

Quando falamos de saúde mental, a prática de exercícios ajuda na organização do pensamento, na regulação das substâncias relacionadas ao sistema nervoso, melhora o fluxo de sangue para o cérebro, ajuda na capacidade de lidar com problemas e com o estresse, além de auxiliar na manutenção da autoestima, melhorar a circulação sanguínea e a frequência cardíaca em repouso.

Já é comprovado que o exercício favorece uma significativa redução da ansiedade e do estresse, ajudando no tratamento da depressão e afins.

A atividade física pode também exercer efeitos benéficos sobre o convívio social do indivíduo nos locais onde é praticada, no ambiente de trabalho e no familiar. Ela possibilita que você se conecte com novas pessoas, ampliando assim suas ideias e pensamentos.

É interessante notar que, quanto maior o gasto de energia em atividades físicas habituais, mais significativos serão os benefícios para a saúde.

As maiores diferenças na incidência de doenças ocorrem entre os indivíduos sedentários e os pouco ativos. Já entre as pessoas que se exercitam mais, a diferença acaba não sendo tão grande. Isso significa que não é necessária uma prática intensa de atividade física para que sua saúde seja beneficiada.

Basta um mínimo para que esse objetivo seja alcançado.

1. COMPORTAMENTO HUMANO

Qual o compromisso que consegue assumir consigo mesmo e quanto desse compromisso consegue cumprir?

Dar certo ou não depende única e exclusivamente de você e da sua força de vontade.

Trace metas possíveis. Leve em consideração o seu momento atual de vida, suas relações na sua roda da vida, além da disponibilidade de tempo, prioridades, vontade de mudar etc.

Mas qual seria a atividade física ideal para a sua realidade?

- **Uma atividade que consome mais energia em menos tempo e com menor frequência?**
- **Uma atividade com menor gasto calórico em mais tempo?**
- **Uma atividade de baixo impacto com frequência regular?**
- **Uma atividade física que envolva a mente e o corpo?**
- **Uma atividade de meditação?**
- **Uma atividade de respiração para favorecer o equilíbrio da mente?**

Identifique uma atividade física que já tenha experimentado e que traz bem-estar. Comece praticando essa atividade uma vez por semana, aos poucos, passe para duas vezes e busque o que seria o equilíbrio para você.

Seja qual for a atividade, encontre aquela com a qual mais se identifica e pratique de uma forma que faça sentido para sua vida.

ALÉM DAS SUAS POSSIBILIDADES

O caminho que tende a trilhar agora será excelente para descobrir novas possibilidades, novos aprendizados, uma fase de experimentação.

Use e abuse do novo recomeço e dessa nova versão querendo mudar por conta própria. Os valores são mais bem percebidos se a mudança começa por você querendo fazer a coisa acontecer.

1. COMPORTAMENTO HUMANO

RECOMPENSA

Quando encontramos algo que proporciona prazer para nossa vida, fazemos sem medir esforços.

Quando com isso temos uma recompensa, fazemos pelo amor recompensado.

Quando está no processo de descoberta sobre a atividade física com a qual mais se identifica, também está descobrindo que aquela atividade vai gerar em você um estado de prazer, e isso trará benefícios à sua saúde.

O prazer permite que realize a atividade por mais tempo e mais vezes, e ainda diminui as chances de desistência. Essa é, sem dúvida, uma boa forma de tornar a atividade física uma prática constante cuja qualidade aumentará com o passar do tempo.

Por outro lado, existem pessoas que buscam a atividade ideal e que muitas vezes desistem por não obter a resposta desejada. Como a resposta nunca vem, elas abandonam a sua busca, pois não encontram motivação para persistir em algo em que por ora não acreditam.

Digo que esse caminho é de persistência e ao mesmo tempo de paciência. Pode levar o tempo que for: quando encontrar a atividade que o preencha, as coisas começarão a tomar forma e passará a ter gosto pela atividade física e pelo bem-estar que ela proporciona.

Descubra qual é a sua atividade física e tenha prazer com ela

Essa estratégia pode ser pautada nas coisas que mais gosta de fazer. Trata-se da lei da recompensa baseada no compromisso do fazer.

Faça uma lista das coisas que lhe dão prazer. Escreva em ordem (da coisa mais prazerosa a menos prazerosa). Até o momento, não estamos trabalhando com limites: vale tudo.

Depois de fazer a lista, escreva uma promessa de recompensa ao lado da atividade física, meditação ou outras formas de atividade.

Por exemplo: vou caminhar 30 minutos no parque. Como recompensa, vou comer um pedaço de chocolate, pois isso me dá prazer.

Nessa fase, estamos preocupados em gerar movimento, e não privação.

Se conseguir, neste momento, fazer algum tipo de exercício, já pode dizer que estamos no caminho certo – mesmo que coma um chocolate logo depois da caminhada, quando chegar em casa.

Valorizamos aqui a sua forma de expressão e recompensa.

Vamos construir o processo de mudança. No início, precisamos ter paciência e pensar no resultado positivo a médio ou longo prazo.

Estou fazendo um convite para que mude para uma vida mais saudável, plena, com os recursos que julgue necessários. Aí sim estará pronto para atingir a qualidade de vida que espera, estará no caminho certo na busca contínua pelo bem-estar.

1. COMPORTAMENTO HUMANO

Naturalmente, durante o caminho, vai mudar muitas coisas e conhecer muitas coisas novas, que contribuirão para o sucesso do seu processo.

Nessa fase, é importante ter paciência consigo mesmo e disposição para ser um agente de mudança para uma vida mais saudável.

> **Para você, o que é ter uma vida mais saudável?**

Comece mudando os hábitos diários em relação à atividade física e, aos poucos, seus hábitos alimentares serão transformados. Aproveite este momento para experimentar todas as atividades físicas que encontrar pela frente, principalmente aquelas que diz que não têm nada a ver com você.

> **Faça uma aula experimental e sinta como essa atividade funciona dentro da sua realidade. Sim, esse é um convite para viver o desconhecido. Quando se permite essa chance, o máximo que pode acontecer é não gostar. Agora, já imaginou se esse desconhecido for o seu melhor caminho?**

A sua mente pode ser alimentada com meditação, ioga, respiração renovadora, que o auxiliará nos processos diários, na disciplina e na paz espiritual.

METAS E OBJETIVOS

**Se não temos para onde ir,
qualquer lugar serve.**

Metas e objetivos são um assunto que pode e deve ser discutido em todo e em qualquer lugar quando se quer alcançar um resultado. Podem ser de pequeno, médio e longo prazo.

Quando queremos alcançar alguma coisa, precisamos organizar nosso pensamento para traçar o caminho que vamos trilhar para chegar ao nosso destino. As metas são pequenos pedaços importantes desse caminho.

Para chegarmos a um objetivo, podemos trabalhar com diversas metas pequenas, como ilustra a figura abaixo:

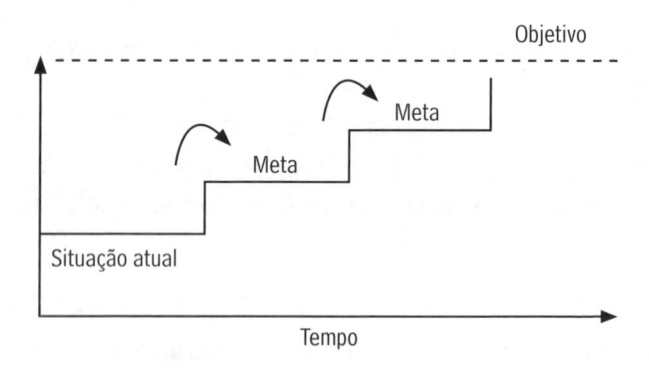

Observando a figura, podemos ver que, se alinharmos de forma coerente o que chamamos de objetivo, sairemos da situação atual e passaremos por algumas pequenas metas para então chegarmos ao nosso objetivo principal.

Mas como funcionaria isso na prática?

Aprendendo a trabalhar com metas e objetivos

É sempre mais fácil compreender um raciocínio quando temos uma situação da vida real diante de nós. Vamos fazer mais um exercício.

Objetivo principal: quero emagrecer 5 quilos em 6 meses.

Estruturação de metas:

- Praticar atividade física 3 vezes por semana: circuito, musculação e atividades aeróbicas (esteira, bicicleta, natação etc.).
- Comer de forma mais equilibrada e saudável, com o acompanhamento de um nutricionista ou nutrólogo.
- Deixar de ingerir bebida alcoólica nos próximos 6 meses para acelerar meu processo de sucesso.
- Dormir bem (aproximadamente 8 horas por noite).
- etc.

Esse é um exemplo simples do funcionamento das metas, que o aproximam do seu objetivo. As metas têm o poder de possibilitar a seguir por caminhos que o deixarão mais próximo daquilo que almeja.

Praticamos isso no dia a dia mais do que imaginamos. A organização dos seus compromissos diários na agenda é um bom exemplo.

ALÉM DAS SUAS POSSIBILIDADES

Praticamos isso ao organizar um projeto de trabalho. Ao planejar o final de semana com a família. Ao arrumar da mala de viagem. Muitos outros exemplos ainda poderiam ser registrados aqui. A meta é um pedaço daquilo que queremos ver de fato na prática.

É claro que, quando estamos pensando e organizando algo, contamos com estratégias que nos permitirão chegar ao nosso objetivo final. A estratégia estabelece as etapas a serem seguidas e nos prepara também para alguns imprevistos. Vale lembrar que fazem parte do processo.

Vamos colocar em ação o que acabamos de falar.

Você faz um planejamento para dar início a uma vida mais saudável. O nome do projeto é "Minha vida saudável".

Prazo: importante colocar aqui uma data para o início, meio e fim do projeto.

Estado desejado: colocar aqui o que se quer alcançar com esse objetivo.

- Como saberá que está caminhando na direção certa?
- Onde, quando e com a ajuda de quem quer realizar esse objetivo?
- Onde, quando e com quem não quer realizar esse objetivo?
- De que forma esse objetivo afetará sua vida?
- O que o impede de atingir o objetivo esperado?
- Quais são os recursos que julga importantes para a realização desse objetivo?

1. COMPORTAMENTO HUMANO

- Como está pensando em chegar lá? Qual a rota a ser seguida?
- Qual será o seu primeiro passo?

Vamos colocar o seu plano em ação?

ESCOLHAS

Quando não temos opções, a vida parece ser mais fácil.
Quando temos escolhas, ficamos confusos.
Seja mais objetivo nas escolhas.

Esse é um tema riquíssimo, pois em muitos momentos da vida escolhemos fazer algo e deixamos de fazer outras coisas que para o nosso conhecimento são tão importantes quanto.

Lembra que falamos sobre escala de valores? Fazemos primeiro o que julgamos mais importante e assim sucessivamente. Lembrou?

Quando tratamos de escolhas, acontece a mesma coisa.

Por que decidiu fazer isso e não aquilo neste momento?

Provavelmente a resposta estará baseada na informação de que a sua escolha foi X naquele momento, pois X significa mais conforto, comodidade, satisfação, prazer, alegria, energia, entre outras coisas que fazem sentido para você. Além disso, esse evento tem um significado importante.

Lembra-se do sistema de recompensa? Aqui funciona da mesma forma. Estamos sempre buscando por meio dos fatos as intenções positivas para nós mesmos.

Faça escolhas inteligentes para você, para todos os envolvidos no sistema e para sua vida.

1. COMPORTAMENTO HUMANO

Não aja por impulso. Se perceber que isso pode acontecer, se esquive da situação, inspire e expire profundamente 3 vezes. Cada vez que inspirar, pense em palavras ou momentos de limpeza como (afeto, perdão, gratidão etc.) do seu sistema e, quando expirar, pense em tirar do seu corpo todas as coisas que não lhe estão fazendo bem naquele momento.

> **Depois disso, pense: essa escolha vai ser a melhor para o momento que está vivendo?**

Pratique esse exercício diversas vezes ao dia. Você perceberá que o seu sistema agradece a cada inspirar, se conectando com o seu eu no estado presente. A cada expiração o seu corpo vai liberar as toxinas que o invadiram no decorrer do dia.

Outra forma de executar esse exercício será buscar palavras como carinho, amor, cuidado, afeto, gratidão. O seu sistema vai captar e vivenciar essa sensação boa. Você permitirá que ele se reinvente, permitirá a autocura, ganhará energia e reestabelecerá a regeneração do todo.

Exercite isso!

Agora entramos em um momento em que as conexões começam a fazer mais sentido.

Vamos colocar esse conceito em prática?

Entre em conexão consigo mesmo

Observe este exemplo:

Quando buscamos o bem-estar, estamos escolhendo um caminho mais saudável. Práticas diárias de atividade física, meditação duas vezes por semana pela manhã ou antes de dormir, ir para a cama cedo (a fim de ter mais disposição para o dia seguinte), ter uma alimentação equilibrada e praticar o bem para o próximo, entre outras coisas, devem fazer parte das suas novas escolhas.

O simples fato de pensar em todas essas mudanças de hábito nos dá a sensação de que estamos na direção certa. É por esse e por outros motivos tão benéficos que continuamos no caminho dessa evolução.

Busque na sua vida hábitos como esses que citei, de alguma forma poderão aproximá-lo do seu objetivo principal – no caso, a busca do bem-estar. Repare que algumas metas são necessárias para alcançar essa conquista. Entenda que, se a sua escolha for pautada em princípios que tragam prazer atrelado a compensações positivas, provavelmente continuará trilhando esse caminho tão interessante.

> **O resultado é fruto das suas escolhas.**

Uma das coisas mais fantásticas que existem nessa busca é o fato de estar em contato consigo mesmo e permanecer em constante busca do equilíbrio do corpo, da alma e da mente. Não há separação entre essas três partes: elas percorrem, juntas, esse caminho da busca do equilíbrio.

1. COMPORTAMENTO HUMANO

- **Quanto ao corpo físico:** escolha se exercitar e cuidar da sua casa, que é o seu corpo. Afinal, habita dentro dele. Deixe-o sempre organizado!

- **Quanto à alma:** busque do seu jeito uma forma de conexão para evoluir. Experimente meditar, orar, rezar, amar ao próximo, entre outros gestos lindos que permitirão a você evoluir como ser humano.

- **Quanto à mente:** dê alimentos para sua mente, como leitura e cursos que auxiliem na sua evolução. Além disso, tenha sempre pensamentos positivos para atrair coisas boas para sua vida.

As melhores escolhas estão nas suas mãos. Faça a sua!

DESEJO

> Mentalize aquilo que deseja...
> Agora se imagine fazendo...
> Vivendo e realizando...
> Qual seria esse lugar?
> Com quem?

A maioria das pessoas já viveu uma situação muito agradável. Outras viveram momentos inesquecíveis e gostariam de ter parado o tempo naquele instante.

Observar aquela situação acontecendo em câmera lenta na sua memória, ouvir os sons que preenchiam o ambiente naquele momento e reviver o que aquela situação trouxe de sentimento. Quando resgatamos lembranças como essas, parece que o nosso corpo fala sem dizer uma palavra, as expressões respondem com gestos.

Se conseguíssemos nos observar de olhos fechados ao resgatar alguns bons momentos da vida, perceberíamos nitidamente como foi bom aquele contexto, porque as sensações que o nosso organismo dispara são incríveis.

Não necessitamos dizer o que sentimos. O ser humano se expressa o tempo todo. Sem querer e sem saber, nos comunicamos e respondemos a estímulos sem falar.

Em outro cenário, nos deparamos com a construção dos nossos pensamentos, com base na construção daquilo que queremos ou

1. COMPORTAMENTO HUMANO

almejamos como experiências que já tivemos; pode também ser algo inédito para nós.

A vida nos permite, diariamente, ter a oportunidade de acordar e fazer um dia diferente. Viva intensamente cada segundo, perdoando, amando e sendo grato a tudo o que acontece na sua vida.

Aproveite a inspiração para realizar algo que nunca fez. Ou então, faça as mesmas coisas de forma diferente e aprecie essa nova experiência.

Permita-se viver o novo. A hora é agora!

Agora que já tem essas informações tão importantes, faça a sua lista dos desejos. Coloque nela as coisas que gostaria de reviver e aproveite para colocar também coisas inéditas que gostaria de viver.

Pode ser uma viagem bacana, uma programação de férias diferente, a compra de uma casa, trocar de carro, saltar de paraquedas etc.

Afinal, qual é o seu desejo?

Quanto maior a riqueza de detalhes, mais real se torna. Desenhe na sua tela mental o seu desejo se tornando verdade.

Coloque a data da realização, onde vai acontecer, quem estará presente. Como imagina tudo isso?

Pegue um papel ou um caderno e desenhe, rascunhe o seu desejo.

Lembre-se de que aquilo que desejamos pode se tornar realidade. Acredite no seu sonho, siga a sua intuição e vivencie essa maravilhosa experiência.

No tópico sobre Equilíbrio: corpo, alma, e mente, falamos sobre o círculo da vida.

Cabe aqui mais um exercício.

O modelo SMART e as fatias da vida

Qual o seu desejo em relação a cada fatia da sua vida?

Aonde pretende chegar com cada um desses desejos?

Qual será o plano de ação que traçará para conquistar o equilíbrio da sua vida?

Tenha em mãos um caderninho. Ele será útil para anotar as ideias interessantes que tiver e para escrever sobre sua evolução diária, semanal, quinzenal ou como preferir. Registre nele o seu planejamento de metas relacionado ao seu círculo da vida.

Escreva metas desafiadoras, porém possíveis para você. Qual é o desejo que gostaria de realizar neste momento? Em 6 meses? Em 1 ano ou mais? Anote e registre tudo. Suas anotações serão usadas para conferir e comparar mais tarde.

Respeite o seu tempo criando metas duráveis e sustentáveis. Pense sempre no respeito consigo mesmo. Tudo tem o momento certo para acontecer.

Pense na sua saúde física, mental e psíquica, na busca pela harmonia do seu sistema com momentos de relaxamento, de paz interior, de tranquilidade, de amor e de gratidão.

Uma ferramenta prática que nos auxiliará nesse momento de criação é o modelo SMART (traduzindo do inglês, "Esperto"). O modelo SMART nos permitirá planejar de forma precisa e eficiente.

1. COMPORTAMENTO HUMANO

S – *Specific* – Específica
M – *Measurable* – Mensurável
A – *Attainable* – Alcançável
R – *Relevant* – Relevante
T – *Time-Based* – Temporal

• **ESPECÍFICA:** quanto mais específica for a meta, melhor. Evite conceitos vagos como: quero emagrecer. Quer emagrecer quanto, especificamente? Troque o quero por vou! O que precisa ser feito para alcançar essa conquista? Onde vai realizar? Com quem? Como? Do que não estaria disposto a abrir mão para conquistar sua meta? O que o impede de conseguir fazer isso? Do que não poderá abrir mão para garantir o sucesso da meta?

• **MENSURÁVEL:** tempo ou resultado.
Qual é o resultado que vai atingir? Esse resultado pode ser dividido por semana, por mês ou até por semestre. Veja o que é mais seguro para você. O quanto está disposto a se dedicar para que a meta seja alcançada dentro do prazo que estipulou? Como vai avaliar a sua evolução? Pense em dados reais: balança, circunferência, porcentagem de gordura corporal, massa muscular etc. Pense também nos dados subjetivos: acho que estou mais magra; parece que estou mais leve; esta roupa estava apertada e agora está confortável etc.

• **ALCANÇÁVEL:** acredite nos seus sonhos e corra atrás para realizá-los.

Leve em consideração as condições reais para a realização da sua meta. Exemplo: no mês que vem vou emagrecer 40 quilos. Impossível, não é? A menos que esteja doente ou tenha acabado de fazer uma cirurgia de redução de estômago, ou algo relacionado a outro tipo de realidade.

Você pode trabalhar com metas grandes como essa, mas é preciso dividi-la em partes para que a conquista seja mais próxima da realidade e se torne algo prazeroso e alcançável. É muito ruim quando avistamos o objetivo que queremos e não temos as ferramentas corretas para chegar até ele. Trabalhando de forma mais realista dentro do que faz sentido para você, sua conquista será muito valiosa, pois só saberá o preço que pagou para chegar até ali e o esforço que fez. Esse é um caminho de equilíbrio e perenidade, que torna a sua conquista sustentável.

Uma conquista sustentável impede que dê passos para trás. Quando uma conquista é atingida, logo pensa em outra. Para que essa possibilidade seja grande, é recomendável começar com pequenas metas e, aos poucos, aumentar de acordo com a sua realidade. No decorrer do processo pode acontecer de precisar voltar dois passos. Não pense duas vezes: volte. Isso dará conforto e permitirá fazer uma pausa para respirar, tomar coragem e continuar na direção da sua meta. Não tenha medo de dar dois ou mais passos para trás; tenha medo de ficar parado, sem ação. Faça o foco continuar existindo.

1. COMPORTAMENTO HUMANO

- **RELEVANTE:** para ser relevante, a meta precisa estar alinhada com aquilo em que acredita.

Uma meta relevante impactará positivamente sobre você e as pessoas que estão ao seu redor. Você poderá se tornar uma fonte de inspiração para elas.

No decorrer de qualquer processo, temos as perdas, os ganhos e, principalmente o aprendizado, que carregaremos para o resto da vida. Nesse processo entenderá melhor sobre preguiça, procrastinação, equilíbrio, paciência, persistência, foco e determinação. Seja eficiente e persistente naquilo em que acredita. Tome cuidado com o que almeja, essa realidade pode se tornar verdade mais rápido que imagina.

- **TEMPORAL:** trabalhar com uma noção de tempo em suas metas é extremamente importante. Ele garantirá a você o prazo de entrega.

Quando estabelecemos um prazo-limite, evitamos que a procrastinação ganhe força e espaço. Uma meta sem prazo de entrega facilmente ficará em segundo plano na sua vida. Fique atento e mantenha o controle do projeto sempre nas suas mãos. Aqui também vale a possibilidade de reformular o planejamento. Se houver necessidade de alterar a data de entrega da meta, revise suas estratégias e estipule uma nova data para entrega.

Aproveite a ferramenta SMART para tornar a mudança um hábito na sua vida.

ALÉM DAS SUAS POSSIBILIDADES

Planeje antes de começar.

Comece com tarefas fáceis e, aos poucos, aumente o grau de tempo, intensidade e dificuldade. Veja o que funciona melhor para você. Aumentar a cada semana, a cada 15 dias, a cada mês etc. Escolha o que fizer sentido para o seu momento de vida.

Durante o trajeto, é comum mudar a rota. Se isso acontecer, retorne imediatamente para o caminho que o levará ao seu destino.

Evite permitir que a exceção vire regra.

Se o retrocesso for desafiador, retome alguns passos conquistados para respirar e ganhar energia a fim de continuar com mais disposição e empenho.

Crie um diário de bordo (aquele caderninho que mencionei há pouco). Anote nele todas as suas observações, mudanças, conquistas, decepções, fracassos e, é claro, o seu processo evolutivo. Uma sugestão é anotar em verde os seus ganhos, em amarelo a sua estabilidade e, em vermelho, os momentos de recaída.

Agora, com todos esses recursos, coloque no papel as suas ações na forma de planejamento, considerando o equilíbrio entre o objetivo, as metas e as suas possibilidades para atingir um resultado positivo. Execute todas as tarefas que se dispôs a fazer.

1. COMPORTAMENTO HUMANO

> A paciência é uma arte. Não tenha pressa. O caminho será mais curto se for objetivo e claro nas suas escolhas.

Tanto a prática da atividade física como a meditação podem ser iniciadas de forma autônoma, sem a ajuda de um profissional. Você pode começar com uma caminhada, um trote, andar de bicicleta ou a cavalo, meditação para iniciantes com pouco tempo etc.

Quando começar a tomar gosto pela prática, aumente o tempo e, se necessário, procure um profissional habilitado para auxiliá-lo a ter ganhos com a atividade escolhida. Você perceberá que, em pouco tempo, o seu corpo vai pedir uma atividade mais intensa e dirigida, como musculação, corrida, dança.

Caso tenha necessidade, contrate um *personal trainer* para receber acompanhamento individualizado. O *personal trainer* olhará individualmente para suas necessidades e o ajudará a chegar a lugares incríveis.

Um bom profissional permitirá enxergar novas possibilidades de ganhos e ainda otimizar seus resultados.

A mesma dica vale para a meditação: conheça os diferentes tipos dessa prática para escolher aquela com a qual mais se identificou.

Aproveite esse momento da sua vida para explorar novas possibilidades de atividade física, meditação e ainda outros tipos de terapia holística.

DESCULPAS

> Que suas atitudes e ações prevaleçam
> sobre as suas desculpas.
> Você é muito melhor do que imagina.
> Nenhuma desculpa é suficiente para interromper
> sua trajetória de aprendizado e sucesso.

Todo ser humano, sem exceção, vai sempre fazer aquilo que lhe trará maior prazer, mais retorno, mais conforto. É por isso que acabamos recorrendo à desculpa, uma forma de dizer "não" para aquilo que naquele momento não é do nosso interesse para dizer "sim" ao que queremos de fato fazer.

Fique atento para ver se a desculpa não está limitando seu acesso a uma vida equilibrada. Assim como temos resistência para muitas coisas, temos também a desculpa, que é uma maneira silenciosa de enganação em termos de escolha.

Comece a praticar o exercício de enxergar as suas desculpas e perceba o quando acaba enganando a si mesmo ao procrastinar algo que é importante para sua vida. Lembre-se de que o amanhã pode não existir. Você tem o poder de transformar o amanhã em uma oportunidade para novos desafios.

O que não falta nesta vida é desafio.

1. COMPORTAMENTO HUMANO

    Basta estar vivo para enfrentar os inúmeros desafios que a vida nos coloca. A sobrevivência, em si mesma, é um incrível desafio que enfrentamos todos os dias. No entanto não devemos ser simplistas demais; apenas sobreviver é pouco diante do tamanho do potencial que todos nós temos.

    Coloque metas e objetivos para a sua vida. Melhor ainda: potencialize sua saúde física, intelectual, mental e psíquica com algum tipo de estímulo para dar movimento a esse caminho da busca.

    Aproveite a vida para ler um livro a cada dois meses, pratique atividade física regularmente (pelo menos duas vezes por semana), medite sempre que possível (ao menos uma vez por semana), converse mais com novas pessoas (aborde uma nova pessoa a cada quinzena).

    Tenha certeza de que isso o levará a inúmeros benefícios gratuitamente. Ao mesmo tempo, contribuirá com outras pessoas levando o bem para elas. Nessa corrente do bem sem fim, todos ganharão.

    Ações simples podem transformar a vida das pessoas; gestos simples podem mudar o mundo.

    Pratique o "Eu te amo" sempre que sentir vontade, dê um abraço sempre que possível. O abraço é um gesto lindo e gratuito, além de ser terapêutico e curar doenças. Diga à pessoa que você ama o quanto ela é importante na sua vida. Esse tipo de atitude quebra qualquer tipo de resistência que exista no seu caminho e no caminho da pessoa que ouve o "Eu te amo". São atitudes que aproximam vidas e somam à nossa evolução espiritual.

ALÉM DAS SUAS POSSIBILIDADES

Pratique o bem.

Tire a desculpa da sua vida e coloque movimento nela. Isso contribuirá para a sua evolução e para a evolução das pessoas que o rodeiam e estão em contato com você diariamente.

Lembre-se de que o caminho para a mudança começa com você.

Se almeja um mundo diferente, um futuro diferente, comece hoje com pequenas atitudes para colher frutos de qualidade no amanhã.

1. COMPORTAMENTO HUMANO

RESILIÊNCIA

> A dança da vida tem seus altos e baixos,
> suas vitórias e seus fracassos, e com isso
> estamos sempre aprendendo...
> O que nos diferencia um do outro é a resiliência
> para voltar ao nosso formato original no
> menor tempo possível.

Já discutimos algumas questões como recordar e refazer a atividade física, reviver de alguma forma a busca pelo seu estado de equilíbrio e se reconectar com a sua essência por meio dos seus pensamentos.

A nossa mente tem um poder de transformação que não conseguimos mensurar. Entretanto utilizamos pouco desse potencial ao longo da vida.

Inconscientemente, acessamos esse estado quando acontece algo que nos estimula para uma conquista, um objetivo específico ou uma meta a ser alcançada. Existem pessoas que fazem isso de forma natural e, sem perceber, acabam acessando esse estágio de forma simples e rápida; enquanto outras se esforçam para determinado desafio.

Quando mencionei, no primeiro parágrafo deste tema, os verbos recordar (re-cordar), refazer (re-fazer) e reviver (re-viver), estava chamando a sua atenção para repetir, fazer novamente aquilo que um dia já experimentou com interesse. Agora tem a chance de sentir essa experiência novamente.

ALÉM DAS SUAS POSSIBILIDADES

Esse novo contato com a atividade física ou o seu momento zen, ou seja lá qual tenha sido o momento que gostaria de recordar na sua busca do bem-estar e do equilíbrio, mesmo que seja depois de muito tempo, permite enxergar a mesma experiência sob nova perspectiva, novo olhar.

Você poderá imprimir nessa nova experiência a sua trajetória de vida, a sua jornada, a maneira como chegou até aqui. Quanto mais conteúdo tiver, maior será a viagem do reencontro.

Resiliência é a capacidade que temos de lidar com problemas, nos adaptarmos a mudanças, superarmos obstáculos e resistirmos à pressão de situações adversas como o estresse do dia a dia ou mesmo algum tipo de evento traumático, perdas etc. É o autocontrole para superar as adversidades.

> **Quanto tempo cada pessoa demora para dar a volta por cima? Só ela saberá dizer.**

Se conseguir ter poder sobre a sua mente, poderá pensar: por quanto tempo vou sofrer?

Não pense que é tarefa fácil. Só quem já viveu uma situação de alto estresse sabe o que estou dizendo. Existe um aliado de tudo isso que é o TEMPO. No tempo certo, na hora certa, as coisas começam a se organizar no seu devido lugar.

Quando se depara com um novo cenário de "casa organizada", pode-se dizer que atingiu para esse fato a sua resiliência.

1. COMPORTAMENTO HUMANO

O tempo para cada pessoa é subjetivo. O tamanho dos nossos desafios é a ótica que colocamos sobre eles. Se o objetivo for grande, faça por etapas, divida se for o caso.

Você deve estar se perguntando: por que resiliência e tempo têm relação com atividade física, bem-estar, qualidade de vida, equilíbrio, meditação? A relação é a seguinte: o seu tempo é só seu, assim como a sua atitude para mudar.

A resiliência caminha para as adversidades. Essas adversidades podem ser a tristeza ou a saudade, ou ainda uma grande pressão no trabalho. Independentemente de como se vivenciem essas experiências, atingirão um pico e com o tempo – curto, médio ou longo – voltarão ao seu estado normal.

É nesse lugar que temos então a resiliência ou o equilíbrio. Com o passar dos anos, adquirimos recursos que nos permitem trabalhar a nossa resiliência de forma muito positiva e a nosso favor, encurtando assim a nossa tomada de decisão mais assertiva e objetiva.

> **Quando pensa na sua saúde, bem-estar e qualidade de vida, você se considera em seu estado de equilíbrio? Como está a sua resiliência com essa relação?**

COMO VOCÊ QUER ENXERGAR?

**Nada é impossível para aquele que
acredita no seu propósito.
Siga em frente com ações, sem medo de errar!**

Este é o tema da averiguação daquilo que almeja para a sua vida. Como gostaria de se enxergar diante de um espelho?

Essa é uma das abordagens que nos colocam para pensar dentro do aspecto do nosso estado presente para o estado desejado. A forma como quer se enxergar é igual à forma como conduz as decisões da sua vida? Se essa equação não for de equivalência, existe um desejo que não está sendo alimentado de forma correta na direção daquilo que almeja.

Parece uma coisa simples, mas quando nos damos conta, estamos tomando providências equivocadas na direção daquilo que queremos. De que forma, então, poderia percorrer esse caminho de maneira diferente e com mais eficiência?

Fazer boas escolhas seria uma atitude interessante, ser assertivo nas decisões que só cabem a você, escolher novas rotas para chegar a lugares diferentes e por vezes descobrir que o diferente é aquilo que traz prazer.

O que não podemos deixar de fazer é agir e tentar, mesmo não sabendo onde a ação ou a tentativa levarão. Afinal, nunca teremos as respostas para tudo; muito menos a certeza de que dará certo. O que nos resta é arriscar, seguindo a intuição.

1. COMPORTAMENTO HUMANO

> **Ouse, tente e coloque movimento na sua vida para que ela saia da zona de conforto e de descontentamento.**

Todos temos o direito de buscar a nossa felicidade. Nunca dependa de ser feliz pelos outros; a única motivação é você. Eu diria que esse é um grande aprendizado e o caminho do bem-estar, amor-próprio e equilíbrio.

Pare diante de um espelho, olhe bem nos seus olhos e escute a voz do seu coração. Esse pode ser o começo da maior paixão da sua vida. Um presente do amor de você para si mesmo.

SENSAÇÕES POSITIVAS

**Como é bom fazer o que gostamos.
Melhor ainda é ter como resultado aquilo que almejamos.**

Abro este tema com um depoimento de um cliente com o nome fictício para sua privacidade ser preservada:

Comecei a fazer atividade física após fazer um check-up e perceber que, aos 40 anos de idade, eu já estava cheio de problemas de saúde, além de ter alcançado a faixa da obesidade. Procurei um profissional da área (personal trainer), já que sou um pouco preguiçoso e imaginei que precisaria de um empurrãozinho. No início não foi fácil, mas eu já imaginava que não seria. Então, com um pouco de força de vontade e determinação, segui com os meus treinos de funcional e musculação. Após mais de 4 anos de treinos, posso afirmar que, além de estar com a saúde em dia e um bom condicionamento físico, praticar exercício físico transformou a minha vida. Melhorou muito a autoestima, o humor e a disposição para enfrentar o dia a dia. Além disso, me fez repensar os meus hábitos alimentares e minhas escolhas de forma geral. Hoje tenho uma certeza na minha vida: não consigo mais ficar sem a atividade física, porque simplesmente me faz muito bem!

(Vitor, 40 anos, empresário)

Quando realizamos algo de que gostamos, experimentamos de alguma forma uma sensação positiva: prazer, alegria,

1. COMPORTAMENTO HUMANO

contentamento, satisfação. E isso é capaz de levar até você a constante evolução dessa prática.

Assim como o reforço positivo, só repetimos aquilo que é bom e que gera resultados positivos. Para que possamos obter os resultados esperados, esse tipo de ação precisa ser alimentada repetidas vezes.

Com isso a atividade física e as atividades de meditação, por exemplo, vêm perdendo espaço, pois o que se espera dos benefícios vem a médio e longo prazo; não chega como resposta imediata.

Vivemos em uma sociedade extremamente imediatista, em que as pessoas não têm paciência para perdurar na atividade física, na meditação ou outras atividades para atingir o que elas têm de melhor para oferecer. Com isso, acabamos perdendo possibilidades incríveis.

Imagine este cenário: quando se pratica atividade física, o esperado é a sensação de ter um corpo harmonioso, qualidade de vida, os resultados dos exames sob controle. Como benefício imediato, a atividade física pode dar a sensação de bem-estar que, com a prática frequente, provavelmente vai levá-lo a resultados esperados, como um corpo em forma, diminuir o percentual de gordura e aumentar a massa muscular, atingir o equilíbrio entre o que se come e o quanto se treina etc.

A atividade física, por não ser milagrosa, não pode garantir resultados inimagináveis, pois os ganhos dependem de uma série de fatores: predisposição genética e boa alimentação, aliadas à prática regular de atividade física e ainda a um sono de qualidade.

ALÉM DAS SUAS POSSIBILIDADES

Quando isso passa a fazer sentido para a sua vida, você acaba de encontrar um bom motivo para manter essa rotina. Afinal, a partir de agora, conseguiu enxergar alguns benefícios.

> **Enxergar os benefícios é o combustível eficaz para a constante busca daquilo que se almeja.**

1. COMPORTAMENTO HUMANO

SUPERAÇÃO

Supere-se para estar sempre em busca da sua melhor versão.

Gosto muito do relato a seguir, feito por um amigo. Tive o privilégio de fazer a diferença em sua jornada rumo ao sucesso na atividade física.

Sempre me interessei por natação e artes marciais, razão pela qual, por anos, me dediquei à prática de ambas.

No entanto, por compromissos acadêmicos e profissionais, acabei me afastando dos treinamentos, sendo, posteriormente, bastante difícil para recuperar o condicionamento perdido.

À época, comecei a gostar de correr, embora o fôlego não acompanhasse a imaginação em que me projetava: correr pela cidade, subir uma escadaria emblemática e comemorar a conquista com grande disposição. Antes de chegar ao final do segundo quarteirão do meu bairro, ou mesmo após alguns breves minutos de esteira, eu já estava com falta de ar.

Para quem já havia disputado medalhas na água ou no tatame, aquilo, enquanto aguilhão em meu orgulho, passou a representar obstáculo cuja superação eu julgava conquistar pelo esforço contra a resistência física. E estava enganado; tratava-se, como eu verificaria mais tarde, de uma correção tática.

Em 2017, por ocasião de um treinamento em Programação Neurolinguística (PNL), conheci o Marcos Marques, conversávamos vez ou outra a respeito de resposta muscular. Tudo começou, contudo, quando lhe perguntei sobre uma cena do filme Massacre no bairro japonês: o personagem interpretado por Dolph Lundgren, em dado momento, tendo sido alvejado no bíceps, é capaz de reter o projétil entre as fibras musculares, usando o próprio braço como escudo. Naturalmente seria impossível, claro, mas nada como uma dose de humor para fruir do intervalo de uma aula em técnica de PNL. Surpreendi-me, ainda, pela qualidade da resposta do novo amigo: embora sob risada saudável, ofereceu considerações sérias e demonstrou que, embora não conhecesse o filme (o qual não recomendo), conhecia de saúde muscular.

Uma ou duas semanas mais tarde, em despretensioso comentário durante um almoço, compartilhei da minha frustração relacionada a melhorar a capacidade respiratória que desejava obter pela corrida. À oportunidade, em breve orientação, o amigo recomendou-me diluir a intensidade da corrida, diminuindo sua velocidade em 10% e, ainda, intercalando-a com episódios de caminhada um tanto acelerada. Disse-me que, praticando de duas a três vezes por semana, obteria, ao final do mês, o resultado desejado.

Porque aquela estratégia eu ainda não houvesse empregado, não a releguei. Estava decidido a "vencer o desafio da corrida", e a sugestão era nova para mim. Aqui, vale dizer que, às vezes, por mais que alguém esteja comprometido, seja esforçado, dedique-se à mudança etc., o resultado apenas aparece quando um detalhe é reconsiderado

1. COMPORTAMENTO HUMANO

ou, no caso, considerado – mesmo que um ajuste pareça simples, não se deve subestimar o poder que um pequeno acerto é capaz de produzir.

É possível chegar a novos resultados conforme adaptemos o trajeto ao seu alcance, ainda que discreta seja a correção de percurso. Não há sabedoria sem humildade.

Assim, ao final de quatro semanas, chegada a data aprazada, conquanto eu ainda não estivesse conseguindo correr como em Rocky, passei a conseguir me exercitar por quatro ou cinco vezes por semana, com muito prazer e sem falta de ar – correndo por quase meia hora, a 11 km/h, sem intervalo em velocidade menor. Uma conquista, para mim, tão emblemática quanto subir os degraus daquela festejada escadaria.

Citando Alexandre Dumas, agradeço pela acurada percepção de treino sugerido e pela amizade granjeada sob as seguintes palavras: o mais feliz dos felizes é aquele que faz os outros felizes.

(Romeu, 30 anos, servidor e integrante da Comissão Executiva Regional da Capital, pelo Ministério Público do Estado de São Paulo)

Creio na melhor forma de acreditar no potencial do ser humano, dando a ele a oportunidade de provar que é capaz de alcançar os melhores resultados com as próprias marcas.

Quero deixar claro que não estou propondo que se supere sempre e em todo lugar. Mesmo porque isso seria utópico e inalcançável. Estou fazendo um convite para uma busca saudável e equilibrada. Supere aquilo que julga importante para seus anseios pessoais e que fazem parte da sua busca no que diz respeito à qualidade de vida.

ALÉM DAS SUAS POSSIBILIDADES

Comece sempre com pequenos passos nos ajustes. À medida que isso se tornar confortável, curta esse momento tão prazeroso. Viva e brinde a esse novo lugar.

> **A evolução é constante, só depende da forma como a enxergamos. Pequenos gestos mostram que superou e ultrapassou obstáculos que um dia disse que não seria capaz de enfrentar, lembra?**

Você, melhor do que ninguém, sabe como a questão de superação se encaixa na sua vida. Coloque em prática tudo aquilo que já viveu e o que ainda almeja viver.

> **A única regra é: viva agora.**

Pegue todos os seus conhecimentos e coloque em prática. Se possível, compartilhe com outras pessoas as suas histórias de sucesso, pois isso poderá motivá-las a querer sempre acreditar que é possível. Um dia desacreditou e deu certo para você. Para o outro, pode acontecer a mesma coisa, ou nada, ou ainda algo ainda melhor.

Passe por cima dos seus medos, tire da sua frente o que não está fazendo bem para sua vida. Coloque motivação, determinação, vontade, garra, foco e outras coisas que podem lhe proporcionar momentos de prazer, de alegria e de sentido para viver.

1. COMPORTAMENTO HUMANO

ZONA DE CONFORTO

A zona de conforto um dia foi um lugar almejado.

Agora, cabe a você desejar novas viagens e novos horizontes nessa imensidão que é a sua vida.

A maioria das pessoas quer resultados excelentes, porém não se esforça ou não faz nada para obtê-los.

Existe uma grande diferença entre querer e ter.

O querer está na escala do gostaria, do que ainda não aconteceu, podendo ou não acontecer. Temos que tomar cuidado para não permitir que a inércia permaneça e nos paralise, deixando que os resultados fiquem apenas no pensamento.

Já o ter está naquilo que já enfrentou e agora está colhendo o resultado. É algo já conquistado.

Quando falamos de zona de conforto, estamos mencionando a relação de querer, do gostaria, e muitas vezes não nos esforçamos para chegar à escala da conquista do ter experimentado, ter vivido aquele momento ou ainda ter tido o prazer de sentir como é a experiência.

Querer envolve a incerteza de saber se realmente está no caminho certo, o medo de não estar fazendo a coisa certa e a insegurança de achar que não será capaz de conseguir.

Ter envolve coragem para contar com a possibilidade de enxergar novos horizontes; persistência de já ter percorrido aquele caminho e agora pensar em percorrer um caminho novo para obter novos resultados; e assertividade para ganhar tempo e disposição para novos desafios.

ALÉM DAS SUAS POSSIBILIDADES

> **Afinal, onde você se encaixa na sua busca?
> No querer ou no ter?**

Queira algo que vale a pena e faça um planejamento para ter esse algo. Veja, não é proibido querer. O que exige atenção é simplesmente querer e não ter nenhum plano de ação para trazer isso para dentro da nossa vida.

Tenho certeza de que possui todas as ferramentas de que necessita para ter tudo que almeja; basta criar planos e elaborar estratégias. Isso o ajudará a conquistar tudo aquilo em que acredita.

> - **Algumas pessoas querem ser magras, correto?**
> - **O que elas geralmente fazem?**

Não se alimentam de forma adequada. Quando se alimentam, comem mais do que o seu corpo pode sustentar.

> **O resultado esperado poderia ser diferente daquilo que elas têm?**

Muito provável que não.

> **O que elas deveriam fazer?**

1. COMPORTAMENTO HUMANO

Buscar novas formas de alimentação, procurando um nutricionista para orientá-las com o cardápio ou até para mostrar novas possibilidades de combinações de alimentos.

Cuidar da forma física é importante e está diretamente ligado a hábitos saudáveis. Fazer uma atividade física regularmente é essencial para ter um bom desempenho e os melhores resultados.

Evitar coisas que o impedem de atingir o objetivo – no exemplo mencionado, o emagrecimento – também é extremamente importante para o sucesso do seu processo.

Olhando assim parece simples, mas não é. A zona de conforto é um lugar tão "agradável" que, se não tomarmos o devido cuidado, dificilmente sairemos dele.

Veja o que faz sentido para sua vida e persista no caminho que acredita que é o certo para você. Tenha certeza de uma coisa: pode ser que não alcance o resultado esperado, mas a ação e a lição que terá como resultado é algo que levará para o resto da vida.

Viva tudo isso e seja ainda mais feliz!

PARTE 2: ATIVIDADE FÍSICA

2

**O melhor remédio para o corpo é a atividade física.
O melhor remédio para a alma é o exercício.
O melhor remédio para a mente é a respiração.**

Começo o tema com o depoimento de uma cliente que está com o nome fictício para sua privacidade:

Tenho a atividade física como uma forma de lazer para mim e vejo que ela é essencial para me manter feliz.

Com o passar do tempo e praticando regularmente alguma atividade, como a natação e handebol, se torna uma rotina, o que é muito importante para criarmos o hábito, além de aperfeiçoarmos a técnica, melhorarmos os resultados e, consequentemente, diminuirmos o risco de doenças.

Na escola, tenho a matéria de Educação Física, e isso fez com que eu desde cedo aprendesse a importância do esporte em minha vida.

(Sabrina, 11 anos, estudante)

ALÉM DAS SUAS POSSIBILIDADES

Em algum momento da sua vida já vivenciou a prática de atividade física? No colégio, na infância (brincadeiras de rua), nos clubes ou até mesmo em academias? Se isso não é verdade para você, chegou a hora de conhecer e experimentar.

A atividade física proporcionará melhora na saúde, além de aprimorar o convívio social, o humor, a autoestima e, acima de tudo, aumentar o seu bem-estar.

- Parece que nossos ancestrais tinham uma vida mais ativa, não é?
- Eles faziam coisas como caçar, pescar, escalar, nadar, percorriam pequenos, médios e até longos trechos a pé para a própria sobrevivência e para o sustento da sua família.
- O que será que mudou nos dias atuais? Por que tudo acabou ficando tão diferente do que era?

A realidade que vivemos nos cerca de muitas tarefas e de pouco tempo para cuidar do nosso corpo. Isso acontece por falta da organização do tempo e de prioridade naquilo que é importante: nossa saúde.

Hoje algumas pessoas se predispõem a ir a uma academia, um parque ou um clube. Ao chegar a esses ambientes, sobra pouco tempo para realizar a atividade física propriamente dita, já que gastamos tempo para nos deslocar, chegar, realizar a atividade, depois tomar banho e sair correndo para outros compromissos.

2. ATIVIDADE FÍSICA

É importante salientar que por vezes as pessoas não têm muitas opções para driblar essa loucura, mas temos que admitir que o tempo todo fazemos algum tipo de escolha.

A boa notícia é que, para realizar um treino de musculação eficiente, o tempo necessário é em torno de 25 minutos até uma hora. Já um treino aeróbico dura aproximadamente uma hora. Essa duração já é suficiente para trazer efeitos benéficos à saúde.

Hoje se discute muito a questão das atividades somadas durante o dia. Por exemplo: caminhei 10 minutos para comprar pão na padaria, depois fui a pé até o ponto de ônibus, num percurso de 10 minutos. Quando voltei do trabalho, caminhei 10 minutos até o metrô e, por fim, caminhei 10 minutos do terminal do ônibus até em casa. Totalizei 40 minutos de caminhada ao longo do dia.

Esse tipo de treino já é um excelente começo!

Comece mudando pequenos hábitos do seu dia a dia, como descer do ônibus um ponto antes de chegar ao destino. Quando utilizar o elevador, desça um andar antes. Se precisar ir a um lugar próximo, em vez de ir de carro, vá a pé. Nos finais de semana, reúna a família para andar de bicicleta.

Veja que nenhuma atividade que eu propus aqui é impossível de ser realizada. O que precisa ser levado em conta é a questão do hábito.

O mais sensato é estarmos sempre em movimento, que faz bem para o corpo, para a alma, purifica o espírito e, ao mesmo tempo, faz a nossa manutenção física, psíquica e mental.

ALÉM DAS SUAS POSSIBILIDADES

Temos que criar o hábito de nos exercitarmos frequentemente, encontrar alimentos saudáveis que nos façam bem, buscar meios alternativos que façam sentido para o momento específico que estamos vivendo e que também ajudem no equilíbrio do corpo, alma e mente, além de colaborar na prevenção de doenças do trato psíquico, físico e mental.

Nos primórdios da existência humana, a atividade física era o meio de sobrevivência. Para caçar, nossos antepassados tinham que caminhar longas distâncias carregando armas, atentos o tempo inteiro para lidar com a vida selvagem. Para pescar, enfrentavam rios e lagos gelados a fim de conseguir alimento para levar para sua família.

É interessante saber que os homens das eras antigas despistavam o medo de forma natural: ao correr dos bichos, faziam o seu estoque de adrenalina baixar significativamente, permitindo assim que o medo passasse.

Sem contar a habilidade que tinham de enfrentar animais, obstáculos e os processos da construção de tudo aquilo de que precisavam, como armas, casas etc.

Cuidavam como ninguém da sua família, proporcionando comida, segurança e conforto.

Não podemos deixar de citar a flexibilidade e a habilidade na constante adaptação do homem da caverna em seu processo de sobrevivência. Aos seres humanos da atualidade, faltam esses recursos de utilização do corpo e do tempo no espaço para a própria descoberta enquanto ser. Sem utilizar o próprio corpo, o ser

2. ATIVIDADE FÍSICA

humano jamais conhecerá suas habilidades nem fará descobertas quanto à consciência corporal. Experimente usar seu corpo para desafios novos e veja como ele consegue responder e se adaptar a diferentes esferas do conhecimento e aprendizagem motora.

DIFERENÇAS ENTRE O HOMEM E A MULHER

A natureza é a coisa mais maravilhosa.
Os opostos se atraem e as diferenças somam.
A vida é um presente que recebemos todos os dias.
Fazemos com esse presente nossas escolhas.
A responsabilidade é única e exclusivamente nossa.

Vamos colocar aqui algumas diferenças entre homens e mulheres do ponto de vista biológico, tanto anatômicas como fisiológicas e genéticas.

Sabemos que nas células humanas existem 23 pares de cromossomos; desses, 22 pares são autossomos e o outro par é chamado de sexual. Os cromossomos autossomos são comuns aos dois sexos e não possuem diferenças marcantes entre si. Os cromossomos sexuais determinam as características do homem e da mulher.

Nas mulheres, observa-se a presença de dois cromossomos sexuais (XX), que são homólogos. Nos homens, há um cromossomo X e um cromossomo Y, formando assim o par XY.

Quanto à questão hormonal, homens e mulheres apresentam hormônios sexuais em diferentes escalas. Os homens têm maior concentração de andrógenos, como a testosterona, diferentemente da mulher, que possui maior concentração de estrógeno.

Os andrógenos estão relacionados, entre outras funções, com a inibição do desenvolvimento mamário, o alongamento

2. ATIVIDADE FÍSICA

das cordas vocais, o crescimento da laringe, o desenvolvimento de pelos corporais, as atividades das glândulas sebáceas e os efeitos sobre a libido.

Já os estrógenos, por sua vez, promovem o desenvolvimento do útero e do ovário e atuam nas mamas. Além disso, eles exercem papel fundamental na menstruação e em todo o ciclo mensal da mulher.

Cada qual com sua natureza e com os hormônios necessários para seus perfeitos desenvolvimentos.

Com relação à *performance* em atividade física, homens e mulheres também apresentam diferenças. No caso dos exercícios aeróbicos, os homens levam vantagem, pois possuem maior número de glóbulos vermelhos no sangue, que são responsáveis pelo transporte de oxigênio necessário para a respiração celular em atividades como corrida, natação, ciclismo etc.

No quesito força, o homem também apresenta vantagens em virtude da produção maior de testosterona, que causa aumento da musculatura.

As mulheres têm maior flexibilidade, o que garante melhor execução de atividades que exigem movimentos precisos, como ioga, balé, Pilates etc. Com relação à parte metabólica, as mulheres apresentam maior quantidade de gordura corporal quando comparadas aos homens. Existe sim um motivo para essa maior quantidade de gordura: geralmente é associada ao fato de que a mulher gera o bebê, necessitando, portanto, de uma fonte adicional de energia e proteção do seu organismo.

O fato de o homem ter menos gordura e mais músculo está atrelado ao seu papel de caçador nos primórdios da evolução humana.

Por que eu começo a fazer atividade física e logo desisto?

"Faça algo que já fez de forma diferente."

De alguma forma, você deve ter se identificado com o título desta seção, não é?

Algumas pessoas trazem esse discurso dentro de si.

> **Por que eu sempre desisto da atividade física depois de algum tempo?**

Para responder a essa questão, precisamos nos colocar no lugar dessa pessoa e entender os reais motivos que a levam a desistir da atividade física. Quando pensamos dessa forma, conseguimos entender melhor o outro.

Muitas vezes a falta de tempo e de disposição impossibilita as pessoas de praticarem atividade física; em outros momentos, o foco no trabalho é tanto que não resta tempo para pensar em outras coisas.

Outra possibilidade seria o estresse, que pode levar as pessoas à doença e à compulsão por comida, por doces ou outras coisas. Quando a pessoa se dá conta, o que parecia fácil acaba se tornando inalcançável por conta do ganho de peso, de lesões sofridas durante o processo e da própria preguiça, que não nos permite reagir a determinadas atividades.

Outro ponto importante a ser considerado: quando está em pleno processo da prática regular de atividade física e o resultado começa a aparecer, se sente motivada a continuar evoluindo cada vez mais. Até que, em determinado momento, os efeitos satisfatórios e

2. ATIVIDADE FÍSICA

benéficos começam a desacelerar e logo somem. Você não elimina mais peso e com isso não sente tanto prazer. Quando isso acontece, a recompensa parece ter desaparecido; geralmente, as pessoas ficam descontentes, desanimam e desistem da atividade.

Se olharmos a situação com outros olhos, seria uma oportunidade ímpar para descobrirmos outras formas e novas atividades que proporcionem o mesmo prazer que tínhamos até aquele momento.

> **Se continuar fazendo as mesmas coisas da mesma forma, não poderá esperar que o resultado seja diferente.**

Descubra qual é a atividade de que gosta e que tem prazer em realizar. Ao longo dessa descoberta, entenderá que existem inúmeras possibilidades que podem proporcionar prazer e manter o seu foco na busca de resultados satisfatórios.

Aproveite esse momento para aumentar as suas opções de atividades e fazer o seu corpo experimentar novas possibilidades de atividade física.

Quando conseguir enxergar que existem algumas possibilidades de que gosta ou de que gostaria de praticar, execute-as com a sua melhor dedicação e aprenda cada uma delas com paciência, sem pressa. Pense, de forma positiva, que realizará aquela atividade e ela lhe proporcionará mais saúde e bem-estar.

Pode parecer desafiador no início, mas depois realizará tudo com muito mais destreza e prazer. Alterne mais de uma atividade. Isso proporcionará perenidade e continuidade no processo evolutivo em termos de resultado positivo.

Evite excluir atividades, exceto se houver alguma restrição relacionada a lesões ou traumas que impossibilitem a continuidade.

> **Aumente suas possibilidades com outras atividades. Torne seu repertório cada vez mais rico.**

O corpo humano é extremamente inteligente em relação a estímulos de treinamento físico. Responde rápido a estímulos diferentes. Quando ele começa a detectar que aquela atividade está diminuindo seu peso, proporcionando prazer, é como se chegasse uma informação de que "está na hora de mudar a atividade, porque essa eu já conheço".

Essa é a hora em que você deve apresentar ao seu corpo recursos e possibilidades de atividades novas e desafiadoras.

Nunca é tarde para começar algo novo.

Coloque um objetivo na sua mente, crie estratégias que lhe permitam chegar cada vez mais próximo daquilo que almeja e foque nos resultados obtidos a partir das suas respostas verbais e não verbais.

Pode ter certeza de que, depois de pouco tempo traçando todos esses caminhos e trilhando todas essas rotas, conquistará resultados extremamente positivos que poderá levar para o resto da sua vida.

Tudo vale a pena quando acreditamos que somos capazes.

2. ATIVIDADE FÍSICA

RESISTÊNCIA

Parece que fomos treinados a não aceitar as mudanças, mesmo sabendo que são necessárias.

Principalmente diante daquilo que está dando certo.

Criamos barreiras para nos mantermos dentro da nossa zona de conforto.

Só não sabemos que o que é bom pode se tornar ainda melhor.

A resistência é um assunto que muito me chama a atenção, por causa de seus diferentes significados, e que acaba tendo tudo a ver com os temas que discutimos aqui: atividade física, desenvolvimento humano e espiritualidade como forma de equilíbrio.

Podemos enxergar a resistência dentro do nosso contexto como:

- Estar resistente a algum tipo de mudança;
- Estar resistente por não querer abandonar a zona de conforto;
- Estar resistente porque uma parte sua quer ser mais equilibrada, praticando atividade física, meditando e se concentrando, enquanto outra quer comer muito, dormir mais que o necessário, ter hábitos que não vão somar para o seu resultado positivo.

ALÉM DAS SUAS POSSIBILIDADES

Não se preocupe: todos nós cometemos deslizes e temos oportunidades incríveis de lidar melhor com eles.

Com certeza não é tarefa fácil, mas é importante dizer que temos a capacidade de transformar fraquezas em oportunidades de crescimento. Uma forma eficiente é descobrir a causa das nossas fraquezas e compreender de que forma poderíamos agregar algum tipo de recurso para melhorar essa nossa deficiência.

O que chamamos de recursos seriam qualidades como paciência, inteligência, tolerância, calma, sabedoria, aptidão para determinada situação, competência, entre outras.

Quando se sentir resistente, pare por alguns segundos e mentalize qual ou quais recursos seriam necessários para que aquela situação fosse diferente e tivesse um desfecho positivo. Experimente e veja como fica essa nova situação e perceba, quando passar por ela novamente, o que acontece com você e com suas novas reações perante a mesma situação.

> Encarar a resistência como um obstáculo bom muda completamente o contexto e melhora o nosso entendimento diante de determinados tipos de situação.

Já aconteceu com você algo do tipo "vou dormir cedo, pois amanhã vou à academia ou meditar logo pela manhã"? No dia seguinte, você tem vontade que acordar, mas o seu corpo não quer sair da cama, portanto não consegue despertar. O tempo vai passando, passando e você não acorda. Quando de fato acorda, atrasado,

2. ATIVIDADE FÍSICA

com raiva de si mesmo – já que não conseguiu honrar o compromisso –, o seu dia começa do avesso: bravo, chateado, enquanto uma parte comemora sua vitória por ter dormido um pouco mais, "descansado" mais.

Comigo, com você ou com quem conhece não é diferente. O que acaba acontecendo é que, de tanto relutar contra suas obrigações, em algum momento esse cenário precisa ser transformado em algo melhor para sua evolução. A parte boa é que de fato conseguimos transformar todas essas ações em positivas.

- **Comece a prestar atenção: quando isso acontece, como você reage?**
- **Como gostaria de reagir?**
- **O que o impede de agir de outra forma?**

Você pode dizer que já tentou de diversas formas e nenhuma teve o resultado esperado.

Está na hora de transformar o seu velho modelo de atitudes em novas atitudes. Atitudes que renovam, que revigoram, que façam de você uma pessoa melhor que ontem.

Amanhã será uma nova oportunidade de ser melhor que hoje, e assim podemos encarar cada novo dia de nossa vida. Interessante pensar dessa forma, não é? Vamos tentar?

Viva o novo. Você só saberá se dará certo se testar.

ALÉM DAS SUAS POSSIBILIDADES

Assuma compromissos consigo mesmo e com a sua vida.
Vença a resistência que paralisa suas ações.
Transforme pensamentos em ações.

2. ATIVIDADE FÍSICA

PROCRASTINAÇÃO

O resultado excelente é o principal procrastinador da sua vida.

Comece com o bem-feito em ação para chegar em pouco tempo ao excelente.

A atitude de adiar alguma coisa já deve ter acontecido com você, não é? A procrastinação é uma prática comum e, quando acontece, deixamos de lado tarefas importantes para realizar outras. Nesse tipo de situação, perdemos o foco e o compromisso de fazer fica para outro dia, para outra oportunidade.

Se por acaso se tornar um hábito, quando não se toma o devido cuidado, a procrastinação ganha uma proporção que acaba comprometendo desde as pequenas tarefas do dia a dia até responsabilidades importantes de trabalho. Nos casos mais extremos, o ato de procrastinar leva as pessoas a um estresse descontrolado; nos sentimos mal por não termos concluído determinada tarefa, ficamos desanimados e nos julgamos incapazes. Em alguns casos, não temos energia para continuar com aquele projeto.

Veja até onde vão as consequências de postergar o que julga importante para sua vida. Quanto vale deixar para depois o compromisso consigo mesmo? Fique atento para isso não trazer malefícios para sua saúde. Dê prioridade ao que é mais importante para você, não importa se estiver realizando a tarefa mais desafiadora do dia ou a mais fácil. Encare esse desafio.

ALÉM DAS SUAS POSSIBILIDADES

Para facilitar o processo, ao iniciar o seu expediente de trabalho, por exemplo, liste em ordem de prioridades as tarefas que terá pela frente. Isso possibilitará ver o mapa das suas responsabilidades.

Muitas pessoas gostariam de ter uma vida equilibrada do ponto de vista do corpo, mente e alma. Eu lhe pergunto:

> **O que está fazendo para conquistar o equilíbrio que busca?**

O caminho que escolhe todos os dias vai levá-lo ao seu estado desejado?

Temos que ser congruentes com o nosso "EU".

Segundo a Programação Neurolinguística (PNL), a congruência consiste, basicamente, em falar e fazer na mesma direção da nossa fala. Devemos evitar dizer algo que não conseguiremos sustentar.

Aproveitando esse tema tão importante, vou compartilhar com você um pouco da minha experiência como professor de Educação Física (*personal trainer*). Atendo diversos clientes e diferentes públicos, e o que percebo é que, independentemente da condição social, do grau de escolaridade, entre outras diferenças, problemas todos nós temos, e a procrastinação fará parte do nosso cotidiano se dermos espaço para ela existir.

> **Muitas pessoas têm objetivos claros, bem definidos e sabem o que precisa feito, correto? A questão é: essas pessoas fazem o que tem que ser feito?**

2. ATIVIDADE FÍSICA

Infelizmente, na maioria das vezes, não. E é aí que mora o fracasso. Essas pessoas deixam a clareza do seu objetivo em um lado obscuro, que acaba tomando espaço e as levando a perder o foco. Quando nos consideramos perdidos, qualquer lugar serve.

É como dizer que fez um planejamento muito bom, que traçou muito bem as estratégias, com metas bem estabelecidas que, quando concluídas, a aproximarão cada vez mais do seu objetivo, porém... o relato da maioria dos indivíduos é que a rotina, durante a semana, é boa e desafiadora, mas, nos finais de semana, é quase impossível. O que é percebido é que o ganho da semana vai por água abaixo no final de semana.

Como poderíamos mudar esse cenário?

Optar por escolhas mais inteligentes que o aproximem daquilo que almeja para sua vida. Parece óbvio, mas não é. O que geralmente eu acabo percebendo nesse tipo de comportamento é a questão do merecimento. O merecimento funciona quando atrela todo o seu esforço e disciplina da semana a uma recompensa no fim de semana.

A semana passa a ser o seu foco. Pelo fato de exigir uma rotina, facilita o processo do hábito seja de acordar cedo, comer no horário correto, praticar atividade física regular, meditar e dormir cedo. No fim de semana, por outro lado, existe a perda do foco: a quebra da rotina impede a continuação do hábito, e assim você acorda mais tarde, come em horários não habituais e ingere alimentos não convencionais, geralmente não pratica atividade física, não medita, participa de algum evento social e bebe alguns drinques, dorme tarde e, no outro dia, aproveita para se recuperar. Nas devidas proporções, é isso que geralmente acontece com muitas pessoas.

Culturalmente falando, no primeiro dia da semana há a verificação de como foi o resultado do final de semana. Olhamos a alteração da balança, sentimos aquela roupa mais justa, aquela sensação de inchaço, entre outras coisas, que nada mais são que o resultado do fim de semana que você escolheu. Vem aquele peso na consciência e começa tudo de novo. E assim as pessoas caminham em busca daquilo que julgam importante para a vida delas. Por outro lado, não poderíamos deixar de citar o quesito escolha. Quando assimilada de forma correta, pode trazer a chave do sucesso.

> **Independentemente do contexto, quando o seu foco é preciso, você não o perde.**

Para demonstrar isso, imagine como se comportaria na situação descrita a seguir.

Saiba preservar a sua rotina

Você recebe um convite para uma festa importante de negócios que ocorrerá no meio da semana. Sua presença é fundamental. Você participa da festa fazendo escolhas assertivas: chegar cedo ao local, evitar bebida alcoólica, fazer "a social" na festa com as pessoas mais

2. ATIVIDADE FÍSICA

interessantes, cumprir o seu compromisso e se programar para ir embora perto do horário em que geralmente dorme, tornando o dia seguinte um dia comum. Outro tipo de demonstração seria ir a uma festa no fim da semana; o desafio seria se manter ao máximo próximo da sua rotina da semana. Aceita o desafio?

Um ponto importante a ser considerado é a capacidade de ser elegante e sociável. Evite ingerir bebidas alcoólicas, vá embora um pouco mais cedo, se relacione com pessoas interessantes. Isso o tornará uma pessoa discreta, focada, determinada e com autoestima. Você perceberá que, com o tempo, esse tipo de comportamento passará a fazer parte da sua personalidade e o tornará responsável pelos seus resultados. A consequência disso é a satisfação do seu autocontrole e determinação.

Descubra como funciona essa nova forma de viver a vida.

FOCO

Aquilo que almejamos para nossa vida será aumentado. No que você está focando neste momento?

O foco é traçar um objetivo e seguir em frente para que ele aconteça. Naturalmente, tudo que é planejado e organizado aumenta as chances de sucesso.

Vou compartilhar com você uma história que aprecio muito e que tem tudo a ver com foco.

Tenho um amigo que gosta muito de treinar, especificamente musculação, e já treina há anos. Em determinado momento da sua vida, ele resolveu disputar campeonatos de *bodybuilding*. Até aí tudo certo, não é?

Não. Ele não tinha condições de comprar suplementos e manter o corpo "perfeito" para essa modalidade. Para quem disputa, a suplementação nutricional é muito importante. No entanto o foco desse meu amigo era tanto que isso não foi nenhum empecilho. Atrás de críticas e mais críticas dizendo que ele era maluco, não desistiu do seu sonho. Pelo contrário, as dificuldades alimentavam nele uma chama cada vez mais forte.

Meu amigo continuou com os treinos e com sua dieta, que era baseada em comida que comemos no dia a dia. Ele ia treinar cada vez mais empenhado e disposto a ganhar. Começou então a ver vídeos e a acompanhar algumas competições parecidas com aquelas das quais ele queria participar, e isso o motivava cada dia mais.

2. ATIVIDADE FÍSICA

As transformações começaram a acontecer no seu corpo, no seu estilo de vida, e serviam de inspiração para muitas pessoas, inclusive aquelas que no início o criticavam.

Logo veio o dia tão esperado da sua primeira competição. E lá ele foi para o palco, onde nunca havia pisado, no meio de pessoas bem experientes naquele tipo de campeonato.

Sua dedicação, organização e planejamento foram perfeitos. Não restou outra resposta que não o primeiro lugar no primeiro campeonato de que participou. Até hoje esse meu amigo ainda compete, e é incrível ver o seu empenho, disciplina e foco. Sempre digo que chegar ao corpo "perfeito" não é o principal problema: o desafio é manter. Quem treina há anos sabe bem o que estou dizendo.

A organização, com a persistência naquilo em que acredita, tem papel importante ao buscar o melhor resultado. Levando isso para a prática, seria como dizer que duas vezes por semana, ao acordar, vou praticar meditação.

A intenção dessa prática levará a paz interior para dentro de você, e com isso conseguirá ter uma produção mais eficiente, mais calma, paciência e tolerância no seu cotidiano.

Veja que não delimitei a regra dizendo que "todas as segundas e quartas-feiras vou meditar". Eu só disse que vou fazer duas vezes por semana. Nesse primeiro momento, deixei a tarefa livre, sem restrições ou regras.

Essa é uma forma de nos preenchermos com a sensação do poder da escolha pelo melhor caminho. Ter flexibilidade e liberdade de escolha nos permite cumprir e realizar o compromisso que assumimos conosco.

Existem pessoas, porém, que funcionam melhor com restrições e regras. Se é o seu caso, continue praticando dessa forma.

Dando um exemplo para pessoas que funcionam melhor com regras, eu poderia dizer que toda terça e quinta-feira, ao acordar, você vai praticar a corrida diurna de 40 minutos a fim de ter melhor empenho no seu dia.

Cabe aqui uma reflexão para podermos enxergar qual dos contextos faz mais sentido para você.

> Como o seu sistema entende melhor a informação que está sendo enviada: com restrições e regras ou de forma mais flexível?

Aprenda a planejar sua atividade física

Vamos elaborar um plano para a prática da atividade física? Coloque no papel qual é o seu foco. Depois disso, feche os olhos e visualize aonde pretende chegar.

> - Como chegará ao seu objetivo?
> - O que precisa para chegar lá?
> - Para você, que tipo de esforço faz sentido realizar para chegar a esse objetivo?
> - Existe ecologia (respeito) no seu sistema para atingir

2. ATIVIDADE FÍSICA

> esse objetivo?
> - Quais caminhos serão mais assertivos para o seu sucesso?

Toda vez que desejamos atingir um objetivo, precisamos tirá-lo do papel (planejamento) e colocá-lo em prática (ação).

> **Estar comprometido é essencial para a continuidade do processo.**

Envolva-se para que o projeto crie forma. Foque para que tudo adquira uma forma mais nítida, tangível e acessível.

Muitas serão as vezes que, ao responder a todos esses questionamentos, você terá acesso a vozes internas que dirão que ainda não é o momento apropriado para esse tipo de objetivo. Isso mostra que deve respeitar o seu sistema interno, pois emite informações importantes para tomadas de decisão mais eficientes.

Quando se deparar com uma resposta como essa, "ainda não é o momento", não desanime: de alguma forma o seu sistema conseguiu detectar algo em você que ainda necessita de ajustes, ou mesmo de amadurecimento para a realização daquele objetivo.

O seu inconsciente emite informações necessárias para a realização desse objetivo. Por ora amadureça a ideia, que agregará recursos necessários para a realização esperada.

Existe a possibilidade, também, de um dia acordar e as coisas parecerem mais simples rumo à concretização daquele projeto que tanto sonhava. Quando isso acontecer, tenha certeza de que não foi um milagre, mas sim as relações internas, processamentos inconscientes que facilitaram a realização da construção do pensamento em busca do seu objetivo.

Todo ser humano tem um lado intuitivo. Seguimos a orientação do nosso sentido, agindo segundo o que a nossa intuição aponta como correto para aquele momento. Seguir o nosso coração é uma forma intuitiva de agir perante as situações que nos cercam.

Acredito muito na teoria de que, quando temos um objetivo bem definido e colocamos determinação naquilo que queremos, estamos gerando foco para nossa ideia. O foco, aliado ao nosso campo de intuição, tende a fazer o campo sistêmico ajudar na conquista daquilo que queremos.

Um bom exemplo disso é aquele período em que sonha ter um carro. À medida que o tempo passa, cada dia mais passa a ver o "seu" carro diversas vezes em diversos locais. Se no seu sonho começar a pensar na cor desse carro, no cheiro desse carro, no som que esse carro faz quando dá a partida, que tipo de sensação é gerada quando pensa nesse carro?

Convido você a fazer esse exercício. Desenhe na sua tela mental o seu objetivo, se imagine na situação realizando aquilo que gera prazer, satisfação e bem-estar. Pode ter certeza de que o sistema vai ajudá-lo nesse percurso na direção do resultado.

2. ATIVIDADE FÍSICA

PLANEJAMENTO

De nada vale ser um excelente planejador se você não colocar seu planejamento em ação.

O planejamento está tanto ligado à organização quanto à realização de projetos. Quanto maior o seu nível de organização, maiores serão as chances de o seu projeto dar certo. Planejar as coisas que almejamos muitas vezes torna mais evidente aquilo que queremos alcançar.

Permita-se avaliar o caminho que vai trilhar. Mude a trajetória se for necessário, sem alterar assim o seu destino. A flexibilidade na mudança de caminho nos permite caminhar por lugares interessantes e desafiadores.

O ato de planejar nos leva a crer que estamos construindo um referencial futuro em nossa tela mental. Partimos de um estado atual (presente) para chegar a um estado desejado (futuro).

Se pensarmos bem, estamos planejando o tempo todo em nossa vida, concorda?

Hoje, por exemplo, quando acordou, a sua cabeça não estava fazendo inúmeras conexões sobre as coisas que aconteceriam no decorrer do dia?

As conexões existem, seja para um futuro próximo ou para algo um pouco mais distante. Os planejamentos próximos seriam os projetos de trabalho do dia a dia, a viagem com a família no final de semana. Já os projetos mais distantes precisam de mais atenção e melhor elaboração.

Já percebemos que o planejamento nos permite enxergar de forma mais clara aquilo que almejamos realizar.

> **Por que não planejar o início de uma atividade física regular, organizar novas metas (para os já praticantes), pensar em meios de realizar objetivos diferentes?**

Acredite: quem faz um planejamento bem estruturado tem maiores chances de sucesso.

Comece agora. Pode ser útil colocar no papel suas metas e objetivos, por exemplo:

- Começar a correr.
- Melhorar a qualidade de vida (praticando caminhada 3 vezes na semana).
- Meditar 2 vezes na semana para melhorar o foco e diminuir a ansiedade.
- Ter um sono de qualidade e pelo tempo necessário.
- Melhorar a alimentação seguindo as recomendações de um profissional de nutrição.

Quando registra os seus objetivos por escrito, você consegue ter certeza daquilo que quer.

2. ATIVIDADE FÍSICA

Permita ajustes quando necessário com relação às suas expectativas.

Percorrendo esse caminho, poderá perceber que o seu grau de expectativa diminuirá, reduzindo também a sua frustração quanto ao resultado do seu projeto.

> **Esteja pronto para buscar mudanças dentro de você.**

O interessante durante o processo é que, uma vez que adquire o hábito de planejar a sua vida e colocar esse planejamento no papel, de alguma forma consegue imaginar a realização do seu objetivo. Essa fantástica ferramenta poderá ser utilizada para tudo e em qualquer segmento da sua vida, como uma forma de auxiliar o seu processo criativo.

Como tudo na vida, quanto mais treinar, melhor vai se tornando, até que o planejamento fique próximo da excelência.

Planeje agora! Coloque seus objetivos e metas de forma que consiga visualizá-los todos os dias.

VONTADE

**Desperte para aquilo em que você acredita.
Faça o que gosta.**

Após um período, perceberá que não existe esforço.

A vontade é algo que encoraja o indivíduo a realizar determinada tarefa ou atividade objetivando um ganho, um resultado esperado.

A vontade supre a necessidade de saciar a realização de desejos não concretizados, impedindo o indivíduo de desistir até que ele consiga aquilo que deseja e atinja seu objetivo com sucesso.

A partir de um determinado momento, o corpo envia uma mensagem para o sistema nervoso central dizendo que necessita de estímulos para ser recompensado positivamente pela conclusão do seu desejo.

Quando falamos da prática de atividade física, o processo não é diferente. Quem já vivenciou essa experiência e pratica atividade física sabe do que estou falando.

Existe um processo químico que acontece no corpo humano, proporcionando a liberação de diversas substâncias na forma de hormônios que proporcionam inúmeros benefícios, além do bem-estar.

Os principais hormônios ligados à prática da atividade física são:

- **GH:** é responsável pelo crescimento, além de ser um importante agente anabólico e de estimular diretamente a

2. ATIVIDADE FÍSICA

lipólise (queima de gordura). É liberado durante o sono, por isso devemos ter uma boa qualidade de sono sempre.

- **Catecolaminas (dopamina, adrenalina e noradrenalina):** os hormônios que atuam em conjunto promovendo o aumento da taxa metabólica, da liberação de glicose e de ácidos graxos livres no sangue, aumentando assim o gasto energético. A dopamina trabalha no chamado sistema de recompensa. Quando o indivíduo realiza alguma atividade que proporciona prazer, ela é ativada. Sua ação influencia as nossas emoções, aprendizado, humor e atenção. A adrenalina, quando disparada em excesso, está relacionada ao mau humor, ao estresse generalizado (situação de ameaça ou situação mal resolvida, cuja resolução foge de seu controle), à ansiedade e até a doenças cardíacas. Na atividade física, a adrenalina é liberada para preparar o corpo para os grandes esforços de que os exercícios necessitam. Ela acelera a queima de gordura e libera grande quantidade de energia para os músculos que serão acionados.

- **Endorfina:** esse é o hormônio que muitos já conhecem, produzido na glândula hipófise e que gera sensação de recompensa e bem-estar no organismo. É produzida em grande quantidade nas atividades prazerosas (encontre a atividade física que lhe proporciona muito prazer para se beneficiar gratuitamente) e está associada a atividades de relaxamento, alívio e contentamento generalizados. Ao ser liberada no corpo, a endorfina aumenta a disposição física e mental do indivíduo e melhora sua resistência imunológica. As dores são reduzidas e o indivíduo consegue realizar tarefas árduas por mais tempo.

Durante a atividade física, a endorfina causa a sensação de prazer comum aos atletas de longa data, mas os principiantes também poderão usufruir de todos os benefícios trazidos por esse hormônio.

- **Serotonina:** a serotonina é uma molécula biológica do grupo monoamina neurotransmissora sintetizada nos neurônios do SNC (Sistema Nervoso Central) e nas células do trato gastrointestinal. Ela tem o papel no SNC como neurotransmissor na inibição da ira, agressão, temperatura corporal, humor, sono e apetite e esses formam os fatores para uma possível depressão.

- **Glucagon e insulina:** no exercício, à medida que os níveis plasmáticos de glicose no sangue vão diminuindo, ocorre estimulação da glicogenólise (geração de energia por meio do fígado) e aumento gradual da concentração plasmática de glucagon. Quanto maior a duração do exercício, maior a liberação de glucagon. Em exercícios moderados de curta duração, observa-se diminuição nos seus níveis plasmáticos. O efeito do exercício na concentração de insulina é o con-

2. ATIVIDADE FÍSICA

trário do que ocorre com o glucagon, ou seja, suas concentrações diminuem no período de atividade. O exercício se torna importante por facilitar a captação de glicose e diminuir os níveis de insulina, sendo positivo também para o indivíduo portador de diabetes.

Os benefícios que os hormônios proporcionam ao praticante de atividade física são excelentes impulsos de incentivo para que a prática se torne parte da sua rotina. Quem ganha com todos esses benefícios é você, que escolhe ter hábitos mais saudáveis e é um praticante regular de atividade física em busca do equilíbrio físico, emocional e mental.

Além disso, cabe ressaltar a importância da atividade física e seus efeitos no cérebro:

- Melhora o humor.
- Melhora a concentração.
- Melhora os níveis de atenção.
- Melhora o estoque de energia.
- Efeitos imediatos no cérebro percebidos já na primeira sessão de treinamento.
- Permite o aumento do armazenamento do hipocampo, localizado na parte lateral direita e esquerda do cérebro, onde são arquivadas memórias de longo prazo.

- Assim como todo músculo necessita de atividade física para sua melhor *performance*, o cérebro não é diferente. A atividade física permite o fortalecimento e a proteção do córtex pré-frontal e da parte temporal, evitando doenças neurodegenerativas, já que essas regiões são mais suscetíveis a isso.

É importante dizer que o exercício físico/mental, como a meditação ou outro tipo de atividade física, beneficia também a longevidade e a manutenção do bem-estar.

Para ter todos esses benefícios e muitos outros, é necessário experimentar os impactos positivos da atividade física na sua vida.

> Comece com pequenos objetivos/metas e em pouco tempo conseguirá notar a diferença. A disposição pode começar já na primeira sessão de treino. Mentalize por alguns instantes quais seriam as atividades que fazem sentido para você.

Hoje há inúmeras possibilidades de atividade física que se encaixariam perfeitamente naquilo que busca como equilíbrio para sua vida.

Temos atividades físicas que envolvem meditação (leia o tema Medite!), o Pilates, que é o método da contrologia, conforme a nomeação atribuída pelo criador, Joseph H. Pilates. Trata-se de um método de condicionamento físico e mental.

O condicionamento físico é alcançado por meio de movimentos integrados com os seis princípios. Todos os músculos,

2. ATIVIDADE FÍSICA

articulações e vísceras são trabalhados simultaneamente. Joseph Pilates, criador do método, dizia: "A cura é feita pela circulação" (sanguínea, linfática e energética). Além disso, Joseph também sempre chamou a atenção para os pés, como ele sempre gostava de lembrar: "A organização e o alinhamento corporal iniciam pelos pés". Sobre o condicionamento mental, Joseph dizia que seu método se resumia a estes seis princípios:

1. **CONCENTRAÇÃO** – exige a mobilização das funções psicológicas, como a memória, a inteligência, a criatividade, a imaginação e a vontade.

2. **CENTRALIZAÇÃO** – é a correta organização e posicionamento das cinturas escapular e pélvica, adequadamente relacionadas para levar a coluna à posição correta e estável. Pode ser chamada de *power house*.

3. **PRECISÃO** – todos os exercícios têm estrutura clara, forma precisa e dinâmica ideal e são desenvolvidos com atenção aos detalhes, visando à qualidade do movimento, de acordo com os objetivos e metas do praticante.

4. **RESPIRAÇÃO** – é natural no ritmo e na fluidez e coordenada com a movimentação do corpo. "Respirar é o primeiro e último ato da vida." Nossa vida depende disso.

5. **CONTROLE** – é a capacidade de direcionar conscientemente os movimentos em relação à precisão, centralização e

respiração. O controle envolve planejamento, retroalimentação e avaliação dos movimentos.

6. **FLUIDEZ** – associa-se ao aspecto expressivo da movimentação, que traduz o pensar e o sentir do executante engajado em um exercício consciente e repleto de significado.

Outra atividade incrível é o *Rolfing*. Desenvolvido por Ida Pauline Rolf, esse método auxilia na fluência de movimento e equilíbrio pela liberação da fáscia pelo toque. A fáscia é a estrutura em rede que permeia todos os ossos, músculos, nervos e órgãos como se fosse uma grande teia, dando unidade à estrutura corporal. Sua principal função é lubrificar os espaços internos, diminuindo a fricção entre as partes e facilitando nossos movimentos.

> **Maus hábitos posturais, movimentos rotineiros ineficazes e até mesmo estresse físico ou emocional causam tensões na fáscia. Muitas vezes não nos damos conta dessas tensões. Outras vezes, ao percebermos incômodos e dores, tentamos endireitar o corpo corrigindo a postura, sem necessariamente lidar com a origem do desconforto.**

É nesse momento que o *Rolfing* poderá ajudá-lo, liberando a fáscia para que o corpo se movimente de maneira mais natural, eficiente e livre.

Existem outras atividades da sua preferência e gosto? Escolha aquela com a qual você se identifica. As atividades podem mudar com o tempo.

2. ATIVIDADE FÍSICA

Veja de que forma conseguiria colocá-las em prática. Esse projeto de busca da promoção da saúde é o que almeja?

Após responder a essa pergunta, tenho outras questões para você:

- O que o impede de buscar aquilo que acredita que vai melhorar a sua vida?
- O que o impede de colocar todas essas ideias em ação?

Comece com pequenas ações, com pequenos ajustes e, principalmente, com pequenas coisas que sabe que fazem grande diferença na sua vida. Afinal, se chegou até aqui, é porque é o grande protagonista da própria história.

- Faça a diferença para os seus dias.
- Faça a diferença para sua vida.
- Faça a sua diferença agora!

Tenho certeza de que sabe como e melhor do que ninguém.

Como fazer atividade física com prazer?

Não podemos opinar sobre aquilo que é desconhecido. Por outro lado, a vida nos permite aprender com novos caminhos.

ALÉM DAS SUAS POSSIBILIDADES

O destino pode ser o mesmo. Experimente mudar os meios. Como tudo na vida, temos que ter um propósito e um objetivo a ser alcançado.

Coloco aqui um depoimento de uma cliente que está com o nome fictício para manter sua privacidade e fala exatamente sobre essa abordagem de sentir prazer na atividade física:

Eu, que sempre detestei exercício físico, agora não consigo ficar sem. Desde os tempos de escola, eu arrumava desculpas para não fazer aula de Educação Física, e não foi diferente na vida adulta.

Mas quando perdi 22 quilos após o meu divórcio, decidi que era hora de cuidar do meu corpo, pois tinha perdido massa magra, além de gordura. Então resolvi dar nova chance aos exercícios.

Contratei um personal trainer e começamos com musculação. Não fiquei entusiasmada; na verdade, até pensei em desistir. Mas quando ele me propôs fazer uma aula experimental de Muay Thai, tudo mudou. Fiquei simplesmente apaixonada e viciada em fazer Muay Thai. Esse tipo de exercício, além de liberar meu estresse, me ajudou a ganhar condicionamento físico e mais disposição e energia para passar o dia. Emagreci mais e tenho mais vitalidade e disposição que anos atrás. Já são mais de 5 anos que faço isso duas vezes por semana e, quando não faço, fico de mau humor e percebo como meu corpo fica mais preguiçoso.

Depois de perceber as vantagens do exercício, me apaixonei novamente por outro exercício, o squash, atividade que me completou, pois além do gasto calórico imenso e do condicionamento que me

2. ATIVIDADE FÍSICA

dá, há também um lado estratégico do jogo, em como perceber rapidamente como fazer o ponto no adversário. Juntando esses dois esportes, passei a fazer atividades físicas pelo menos 5 vezes por semana. E meu corpo viciou de tal forma nesse bem-estar, o exercício me proporciona algo tão bom que não me vejo mais sem isso.

Acho que nunca gostei antes porque até então não tinha me identificado com algum esporte ou atividade física que me encantasse. Hoje as pessoas que me conhecem há anos ficam chocadas por ver como gosto de fazer esses exercícios e como minha disposição mudou depois disso tudo. Quando você realmente descobre um exercício que te dá prazer, fazê-lo não é um martírio, e sim um verdadeiro prazer e bem-estar que não consegue ficar sem. É assim que me sinto hoje.

(Fátima, 43 anos, advogada)

A busca do equilíbrio não é diferente. O prazer está relacionado a recompensas positivas. A maioria das pessoas funciona à base do ganhar para fazer. Essa equação nos diz que a atividade física é inversa. É preciso fazer para enxergar os benefícios e, assim, usufruir deles.

Pode ter certeza de que no começo não conseguirá visualizar como a atividade física pode ser prazerosa. Os resultados podem demorar a aparecer e muitas vezes as pessoas desistem antes mesmo de dar uma chance para uma vida de bem-estar e equilíbrio.

ALÉM DAS SUAS POSSIBILIDADES

O tempo médio esperado para que as transformações aconteçam e comecem a fazer efeito é de aproximadamente 90 dias com uma frequência mínima de 2-3 vezes por semana, aliada à mudança de hábitos, na parte alimentar, na rotina do dia a dia ou na parte da recuperação, que seria a qualidade do sono.

Do ponto de vista das atividades aeróbicas, pode levar cerca de 30 dias para que note diferença nos seus batimentos cardíacos e melhora no metabolismo.

Se tiver disciplina e disposição para mudar seus hábitos de vida, poderá começar hoje mesmo a fazer diferença na sua vida. Plante hoje para colher bons frutos amanhã.

O que é necessário para você mudar? Experimente esse desafio!

Durante 30 dias, realizará atividade física regularmente:

- Exercícios aeróbicos (caminhada, trote, corrida, bicicleta, natação, pular corda, polichinelo, dançar etc.) de no mínimo 40 minutos, 3-4 vezes por semana.

- Alimente-se de forma mais saudável, escolhendo alimentos funcionais e naturais (respeitando as principais refeições: café da manhã, almoço e jantar).

- Evite bebidas durante as refeições.

2. ATIVIDADE FÍSICA

- Tenha uma rotina boa de sono (alguns necessitam de 4 horas de sono por noite, enquanto outros precisam dormir por 8 horas. Veja o que funciona melhor para você).

Se fizer essas três coisas no período de 30 dias, já pode esperar uma mudança nos seus hábitos diários.

Vale dizer que não estamos considerando aqui o uso de bebidas alcoólicas e cigarros, porque os dois interferem negativamente no processo positivo. Mesmo que fume e/ou tome bebida alcoólica, também poderá contar com uma melhora na rotina e perceber o efeito positivo gradual.

Para sentirmos prazer com algo, temos que fazer esse algo ser parte de nossa rotina. Para tanto, devemos adotar o hábito de repetir muitas vezes até que naturalmente isso faça parte do nosso dia a dia e se torne um processo autônomo (não precisamos pensar para realizar). Esse é o melhor dos mundos. É isso que eu espero que aconteça com você.

Todos nós, seres humanos, temos o poder de enxergar as situações de acordo com a ótica que queremos ter. Podemos enxergar determinada situação de forma negativa, talvez por acharmos que ela não nos trará grandes coisas ou os resultados esperados. Também podemos olhar para a mesma situação e enxergar ali uma oportunidade, um desafio ou até mesmo uma forma de enfrentar aquela situação de maneira diferente, de um jeito ainda não pensado. Essa postura poderá trazer grandes benefícios.

ALÉM DAS SUAS POSSIBILIDADES

Em uma situação real, podemos olhar pela janela e ver lá fora um dia chuvoso, nublado e com muito frio.

Uma pessoa vai dizer: que dia horrível! Olha esse frio. Não dá vontade de fazer nada a não ser dormir o dia inteiro.

Outra pessoa, olhando pela mesma janela e vendo as mesmas condições climáticas, poderá dizer: que dia incrível! Que bom que está chovendo. Vou calçar aquele meu tênis que pode molhar e hoje consigo fazer o meu treino de longa distância. Vai ser bom tomar essa chuva para me revigorar.

> **Os primeiros reflexos que tem ou as primeiras palavras que fala no começo do seu dia podem reverberar para o resto dele. Então fale coisas que coloquem você para cima. Faça escolhas assertivas.**

Já parou para pensar como quer enxergar a sua realidade?

2. ATIVIDADE FÍSICA

ALIMENTAÇÃO

O bom alimento nos traz sustento.
As escolhas garantem a qualidade;
o alimento certo nos leva ao lugar certo.

Começo o tema alimentação com o depoimento de um cliente com nome fictício para manter sua privacidade e que relata os seus vários momentos na atividade física até chegar ao equilíbrio:

Tenho 1,73 m e uma variação de peso de 90 kg, e o objetivo é sempre me manter nos 80 kg para menos, quando é possível. Tenho uma experiência de treinar musculação faz 30 anos, sempre tive altos e baixos de acordo com a minha vida superagitada e com uma agenda nada disciplinada.

Como trabalho com filmes, é muito complicado manter uma disciplina, sempre sem horários, dependendo da agenda de outros e algumas viradas de noite e muitas viagens, então a disciplina, tanto de treino quanto alimentar, fica desequilibrada, o que me impede de pegar ritmo, mas na maioria dos dias consigo treinar. Já passei por vários tipos de treinos, musculação, funcional, crossfit e Pilates e, esporadicamente, tive um ano de ioga; são experiências muito enriquecedoras. A minha sorte é que tenho um horário biológico que me ajuda muito, gosto de acordar cedo, gosto de correr, desde 2014 descobri que tenho o joelho com condromalácia (desgaste da cartilagem do joelho, que gera dor e desconforto). Desde aí, mudei meu ritmo de corrida no parque, saí do asfalto e passei a correr na grama e na terra para ter uma pisada mais diversificada. A condromalácia eu trato com acupuntura, alongamento e muito gelo, isto é, quando tenho tempo de fazer gelo.

Depois de um longo período treinando funcional em casa e nos espaços públicos e diminuindo o ritmo da corrida, percebi que o meu corpo ficou preguiçoso e fiquei patinando nos 10 quilos a mais. Então, em 2017, resolvi que deveria voltar a fazer musculação em uma academia, com um personal trainer bem focado, que entendesse a minha agenda e minhas limitações por causa do joelho. Sei que o foco da musculação não é o emagrecimento apenas, mas a organização corporal e mental para alcançar o meu objetivo, que é correr levemente, já que a corrida para mim é uma terapia, em que consigo organizar muitas coisas na minha vida. Hoje corro menos do que eu corria; hoje eu corro 3 vezes no máximo por semana, mas sinto que o joelho ainda me dá um gás para a corrida após esse fortalecimento muscular.

Desde que iniciei esse treino com o personal Marcos Marques, em 2017, já passei por algumas etapas. Inicialmente meu corpo teve uma resposta muito rápida. Emocionalmente, eu estava em um processo de término de relacionamento, extremamente cheio de problemas burocráticos que foram se resolvendo naturalmente com muito trabalho. Também não fazia musculação em academia fazia uns 8 anos, então a resposta foi sensacional: consegui eliminar os tais 10 quilos com a musculação e uma dieta básica em 6 meses, mas nada radical. Mas como já comentei, vivo os altos e baixos de uma agenda maluca, e voltei aos 10 quilos a mais. Com a musculação, meu corpo mudou muito: mesmo

2. ATIVIDADE FÍSICA

com os 10 quilos a mais, minhas calças 40 entram com facilidade e nada apertadas, minhas pernas e quadril se mantiveram bem, mas o que incomoda é o abdômen e o peitoral. Se bem que eu sempre tive o corpo assim desde criança, sempre fui mais forte, mais tenso e mais duro, por isso, quando eu tenho tempo, faço umas aulas de Pilates para soltar um pouco o corpo do estresse e das tensões musculares.

A musculação com o personal Marcos Marques é a base para a minha vida e para minha desenvoltura profissional e emocional. Sinto que meu corpo hoje é organizado. Acontece algo engraçado. Sempre que eu encontro alguém que não me vê há muito tempo, a pessoa me fala "nossa, como você está magro" (risos). Eu sei que os 10 quilos a mais estão lá, mas me sinto mais leve e com o corpo organizado e desenhado. Sempre que faço Pilates, meus professores comentam que estou muito bem treinado. Gosto desse foco do Marcos Marques, de acordo com a minha agenda, e dessa experiência esportiva e emocional que ele passa para mim. No momento acredito que mais uma vez estou mais equilibrado com a agenda e estou conseguindo focar mais na dieta, que é fundamental para um resultado mais positivo.

(César, 58 anos, diretor de arte de filmes e publicidade)

Esse depoimento nos faz refletir sobre o quanto a atividade física, alinhada a uma boa alimentação e ao foco, nos leva ao sucesso de conquistar uma vida equilibrada.

Hoje muito se discute a questão alimentar. O que temos é um cenário rico em informações, com uma variedade que antes não existia. Existem diversos tipos de alimentos, naturais e saudáveis, preparados na hora, e alimentos práticos como os enlatados, a *trash food*, os industrializados. Hoje contamos com alimentos congelados, que acabam sendo uma alternativa prática em meio à pressa do dia a dia e ao reduzido horário do almoço.

Por outro lado, existem os alimentos naturais. São os alimentos frescos, que não passaram por nenhum processo de industrialização ou congelamento. Essa é uma excelente alternativa para quem está em busca de comida mais fresca e saudável.

Há grande variedade de alimentos à nossa disposição para que possamos nutrir o nosso organismo de forma equilibrada, saudável e rica. Muitas dessas variedades nós nem chegamos a conhecer.

Comece descobrindo o quanto cada alimento fará bem para você. Para saber, só experimentando e vendo o resultado que ele vai apresentar em seu organismo.

Sugiro aqui que busque informações sobre os alimentos que chamam a sua atenção. De que forma? Lendo, buscando conhecimento na internet, vendo *blogs* que forneçam dados pertinentes sobre alimentação. Se o seu interesse for maior, fale com um nutricionista para obter detalhes sobre a funcionalidade de cada alimento, seus benefícios etc. Sempre gosto de recomendar que se consulte um especialista e, nesse caso, é o nutricionista.

A noção daquilo que funciona para você é uma forma eficiente de mostrar que talvez para o outro o mesmo alimento não surta o mesmo efeito. Cada indivíduo é único e exclusivo. Pense nisso!

2. ATIVIDADE FÍSICA

Quando falamos de alimentação, é importante pensar na sua disciplina, que está ligada aos seus hábitos de vida. A disciplina vai além de comer bem, que acaba sendo o resultado de um processo de escolha dos alimentos, desde onde comprar até a logística do preparo. Saber como é preparado o alimento, o que comer e o lugar onde se come pode fazer a diferença.

Você pode continuar comendo o que come, mas faça isso de outra forma.

A pergunta é: conseguiria comer menos da mesma coisa?

Por exemplo: se come dois pães no café da manhã, veja como é para você comer um pão e meio de forma mais lenta, respirando ao comer e sentindo o verdadeiro sabor do alimento. Quando se acostumar com essa nova rotina, reduza para um pão. Aos poucos, substitua por alimentos funcionais; se já faz isso, mantenha. Em vez de comer pão "normal", prefira os integrais. Seu organismo vai agradecer por essa escolha.

Aos poucos, começará a perceber os resultados: regulação do intestino e equilíbrio da flora intestinal, diminuição de alergias, diminuição da sensação de inchaço etc.

Os alimentos funcionais têm o poder de conduzi-lo a benefícios como a mudança do hábito pela mudança do paladar. Seu organismo pedirá mais hidratação, e isso ajuda na questão dos treinamentos físicos e quanto à concentração na meditação ou em qualquer atividade que necessite maior atenção para sua execução.

Quando começar com esses pequenos hábitos, perceberá que a vida passará a ter maior valor por causa dos detalhes. Pode apostar que seus treinamentos físicos, sua meditação e sua alimentação terão melhores resultados e, com toda a certeza, não serão mais os mesmos.

> **Evite mudar radicalmente. Faça pequenos ajustes de acordo com condutas que o deixem confortável.**

O que estou propondo é algo que perdure por um bom tempo em sua vida ou até mesmo pelo resto da vida.

Seu corpo vai agradecer.

Experimente!

TECNOLOGIA

**Quando bem utilizada, a tecnologia
tem o poder de nos unir. Da mesma forma,
se não é utilizada da maneira correta, pode nos destruir.**

A tecnologia veio para somar em muitas coisas e a praticidade do dia a dia é apenas um exemplo simples. Se bem utilizada, ela pode ser útil de muitas maneiras. Como tudo, existe a boa forma de utilização e a forma errada também.

Quando não a utilizamos da forma correta, a tecnologia acaba nos trazendo sérios problemas: falta de foco, falta de

2. ATIVIDADE FÍSICA

concentração, procrastinação. Tudo isso afeta diretamente os nossos afazeres diários.

Cada vez mais as evidências aumentam no sentido de que os equipamentos eletrônicos distraem, tiram o foco e excluem as pessoas do seu estado presente. Essas pessoas deixam de ter consciência corporal enquanto realizam o exercício, por exemplo, sem ter ciência dos batimentos cardíacos e comprometendo a atenção dos sentidos (tato, olfato, visão, audição e paladar).

- Será que ouvimos o que se passa naquele ambiente?
- Sentimos o cheiro daquele lugar?
- Você estava presente para ver aquele pássaro enquanto caminhava no parque?
- Sentiu aquele vento enquanto corria na rua?

Na maioria das vezes deixamos de aproveitar momentos valiosos e imprescindíveis, que não voltam mais. Viva o agora e esteja presente na atividade que estiver realizando e no exercício físico.

Isso trará a você os melhores resultados.

Muitas são as pessoas que levam o celular para o treino, seja no parque ou na academia. Isso tira a atenção que deveria ser dedicada ao exercício físico, à meditação ou ao alongamento. Ao praticar qualquer atividade que demande a sua atenção, ela precisa ser direcionada única e exclusivamente ao seu corpo, físico e mental.

Pense que esse é um dos poucos momentos dedicados exclusivamente a você e à sua saúde.

> **É evidente que a concentração para a execução de qualquer tarefa permite diminuir as chances de erro. O erro pode ocorrer mesmo se estiver totalmente atento. Imagine se estiver concentrado em outra coisa!**

Se realizar a atividade física interessado em qualquer coisa que tire sua atenção, vai chegar à conclusão de que não está presente nem em um lugar, nem em outro. Vamos experimentar fazer diferente?

Que tal, durante a atividade física, se dedicar apenas à sua saúde e bem-estar, deixando de lado tudo o que possa desviar sua atenção? Esqueça o celular, o fone de ouvido, o *tablet*, as conversas paralelas etc.

A conversa é válida quando está realizando a parte aeróbica, pois o tempo passa mais depressa e você tem uma sensação de bem-estar devido à socialização. A atividade física acaba contribuindo até para isso.

Experimente, então, realizar o exercício dando atenção única e exclusivamente ao seu corpo. Veja como fica!

Quando está em um treino de circuito ou musculação, é de suma importância respeitar o intervalo entre as séries. Nesse contexto, a conversa deve ser deixada para o final do treino.

2. ATIVIDADE FÍSICA

- Vamos deixar a distração de lado?
- Conecte-se consigo mesmo e se permita viver presente naquele tempo, sem interrupções. Como será isso? Só experimentando para saber, não é?

PARTE 3: ESPIRITUALIDADE

EQUILÍBRIO: CORPO, ALMA E MENTE

Cuidado com o que você pensa, pois isso pode se tornar realidade antes do que imagina!

Esse é um conceito que sempre vai existir e que nunca vai perder seu verdadeiro significado. O equilíbrio pode ser compreendido de diversas formas e em determinadas situações.

Das muitas coisas que buscamos para nossa existência, eu colocaria a espiritualidade entre as principais. O equilíbrio é a equalização do nosso sistema.

Quando tratamos de equilíbrio com o corpo, estamos falando de saúde física, mental e psíquica.

O corpo físico reage a diferentes sensações e sempre acaba experimentando o que a vida tem a lhe oferecer. Quando estamos tristes, nosso corpo capta essa informação e provoca uma série de transformações químicas e biológicas que acabam transparecendo no nosso organismo. Quando estamos felizes, são liberados hormônios de prazer e alegria enquanto acontecem reações químicas no nosso corpo, permitindo que sintamos essas reações.

Devemos levar em consideração que tudo o que nos envolve interfere diretamente no nosso sistema. Se estamos em equilíbrio, o ambiente familiar se mantém em harmonia, o trabalho é mais compensador, a remuneração está de acordo, temos reconhecimento, o relacionamento amoroso vai bem, assim como as amizades, a saúde etc.

Tudo o que nos rodeia e acontece durante o dia entra em um mesmo ciclo, e assim colocamos para fora nossas emoções e reações.

- Podemos citar um gesto extremamente simples que, por incrível que pareça, pode curar muitas vidas.
- Quer saber qual é esse gesto?
- É O ABRAÇO!

Experimente, durante o abraço, levar para a outra pessoa somente os seus melhores sentimentos. Perceba se no final do abraço a energia da pessoa tocada muda.

O resultado pode ser um sorriso externo ou interno, um suspiro, uma lágrima de alegria pelo acolhimento, a gratidão pelo sorriso ou pelo olhar, a sensação do corpo em ebulição agradecendo por vivenciar aquele momento, entre outros que poderíamos mencionar aqui.

Realize esse gesto mais vezes.

3. ESPIRITUALIDADE

Todas as coisas que nos permeiam na busca do equilíbrio fazem parte do dia a dia, e nosso grande desafio é dar conta de tudo e de todas as coisas ao mesmo tempo. Muitas vezes não é possível. Aí então temos as nossas frustrações e identificamos os nossos pontos fracos. Lembre-se das prioridades e da sua organização cotidiana.

Qual o compromisso que assumiu consigo mesmo hoje?

Confira a sua lista de tarefas diárias no final do dia e veja se conseguiu realizar todas elas. Revise, analise e verifique se conseguiu dar conta de tudo. Caso não tenha conseguido, descubra por que não foi possível e refaça seu planejamento diário, mensal, semestral, anual, dentro das suas possibilidades reais.

Devemos nos permitir errar muitas vezes, aprender muito com os erros e nunca ficar parados. Esteja sempre em constante movimento de mudança para uma vida mais plena em busca do equilíbrio.

A alma é algo que não conseguimos imaginar não fazendo parte do ser humano. Pense na alma sendo a nossa essência, nosso propósito de reverberar o bem, de ter pensamentos positivos e, acima de tudo, de multiplicar o bem para a humanidade.

Os principais responsáveis por alimentar nossa alma somos nós mesmos, com nossas ações, nossas palavras ou nossas atitudes. Uma alma saudável deve ter pleno equilíbrio entre a psique, o espírito e o corpo.

Podemos dizer que temos ao nosso alcance inúmeras possibilidades de alimentar nossa alma: lendo um livro, meditando, rezando/orando, dormindo, acordando, treinando, pensando coisas positivas. A alma é o grande presente que recebemos todos os dias desde o momento em que acordamos. É por intermédio da alma que nos conectamos com os alimentos, com as pessoas, nas relações pessoais, profissionais, amorosas; é por intermédio da alma que treinamos. Ela está conosco até a hora em que vamos dormir.

A alma nos permite ter constante equilíbrio entre corpo e mente, e você tem um grande poder transformador nas mãos para alimentar a sua alma.

> **Como quer alimentar a alma e trazer equilíbrio para sua vida?**

Tudo isso está ao alcance das suas escolhas e decisões.

> **Trilhe o seu caminho e seja flexível com seus obstáculos.**

A mente está ligada às relações cognitivas e aos pensamentos, que logo podem transformar-se em ação. Ela tem habilidade para projetar o seu estado atual para um estado desejado, e essa projeção pode ser uma experiência muito rica, pois permite viver algo novo, não vivido até então.

Vamos fazer uma projeção e experimentar essa experiência?

Pense em um momento da sua vida em que sentiu muito prazer por realizar determinada tarefa.

3. ESPIRITUALIDADE

Qual é a sensação que o seu corpo recorda desse momento?

Provavelmente é uma sensação muito boa. Agora, convido você a fechar os olhos e reviver essa sensação.

Imagine-se realizando alguma atividade física de que goste ou já gostou. Recorde novamente essa sensação que acabou de retomar e coloque-a dentro da atividade.

Experimente por alguns minutos essa sensação incrível e se permita vivenciá-la. E aí, o que achou? Interessante, não é?

Imagine se projetar para diversas situações com todos os seus recursos de incentivo como esse que acabamos de experimentar.

Experimente trazer esses novos recursos e utilizá-los ao seu favor para conseguir realizar sua atividade física. Como seria?

Você acaba de ter a prova de que não podemos nunca duvidar da nossa mente. Ela pode ser reveladora nos processos que envolvem aquilo que nós pensamos.

Exercite essa capacidade diariamente acordando com pensamentos positivos, agradecendo por mais um dia de vida, olhando para o espelho e dizendo você é incrível, hoje só coisas boas vão acontecer, vou fechar aquele projeto, vou começar o projeto para uma vida mais saudável, vou me matricular na academia ou andar no parque, ou vou ao clube ou a qualquer lugar onde possa realizar minha atividade física ou propósito de vida...

Realize aquilo que combinou consigo mesmo hoje, de frente para o espelho. Faça esse treino diário mais vezes. Vale a pena! O seu dia se torna automaticamente mais feliz e produtivo.

Agora, vamos entrar em um assunto muito interessante: o círculo da vida.

O círculo da vida

Imagine um círculo desenhado em um papel com várias coisas importantes que representem a nossa existência.

Pense nesse círculo como tudo o que julga importante para a sua vida. O que colocaria em cada fatia dentro dele? Vale lembrar que as fatias desse círculo terão o mesmo grau de importância entre si.

Não tenha pressa para realizar essa atividade. Talvez precise pensar e preencher o círculo em etapas, que poderão durar alguns dias.

Podemos chamar de círculo da sua vida? Ótimo! Veja este exemplo para melhor visualização:

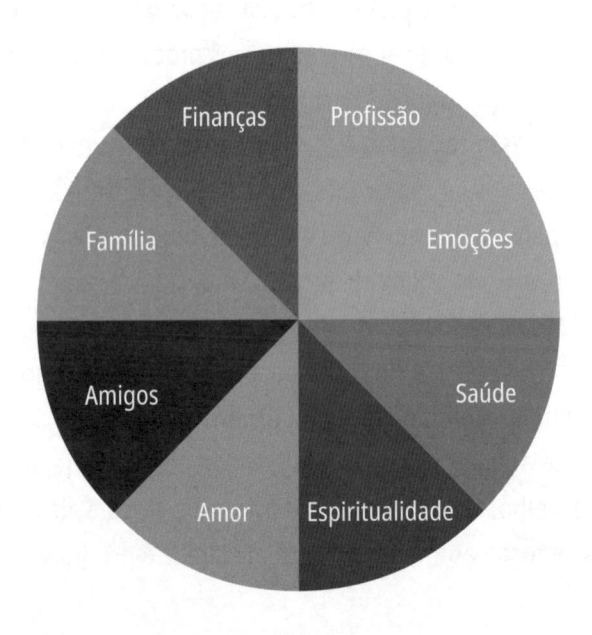

3. ESPIRITUALIDADE

Olhe para o círculo da sua vida, analise-o atentamente e veja se não está faltando nada. Veja se você se identifica com todas as fatias contidas nele.

A tarefa agora é preencher cada fatia em uma escala de 1 a 10, sendo 1 uma fatia pouco importante, 5 uma fatia importante e 10 uma fatia muito importante. Faça esse exercício com lápis colorido, cada fatia com uma cor diferente.

Para realizar essa atividade, veja qual o seu estado atual em relação a cada fatia e preencha de forma honesta quanto ao seu momento presente. O resultado será o resumo de como a sua vida se encontra neste momento.

Provavelmente, se surpreenderá. Ao mesmo tempo, podem surgir na sua mente inúmeras respostas sobre o que gostaria de mudar para o seu estado desejado (aonde quer chegar?).

O objetivo desse exercício é justamente esse: convidá-lo para o processo de algumas reflexões, buscando assim uma mudança no seu estado interno.

Dessa forma, temos agora algumas tarefas, podemos selecionar e trabalhar cada fatia individualmente. Lembrando que temos apenas 24 horas no dia.

Uma dica importante! Selecione individualmente cada fatia e se organize para trabalhar uma por semana.

Vamos exemplificar com a saúde.

Saúde no meu estado atual (sedentário) e saúde no meu estado desejado (atividade física de 3 a 4 vezes por semana no parque).

ALÉM DAS SUAS POSSIBILIDADES

Vale lembrar que é importante colocar no meio as pequenas metas que o aproximam do estado desejado. Lembre-se disso!
No contexto, ficaria:

- **1ª semana do seu projeto de saúde:** 1 vez por semana, caminhar 30 minutos no parque;
- **2ª semana:** 2 vezes por semana, caminhar 30 minutos;
- **3ª semana:** 3 vezes por semana, caminhar 30 minutos;
- **4ª semana:** você atingirá o seu estado desejado, caminhando 30 minutos 4 vezes por semana.
- **Como forma de agradecer por meu esforço:** vou comemorar a minha conquista com um belo jantar.

Faça perguntas como:

- Quando dará início a esse projeto?
- Em quanto tempo quer realizar esse objetivo?
- Suas metas e objetivos estão claros para você?
- Qual é a sua expectativa com esse projeto?
- Quais resultados pretende alcançar com o projeto?
- Você se considera no melhor momento para dar início a esse projeto? Pense de forma racional nessa pergunta para não desperdiçar uma tentativa que poderia ter sucesso.

3. ESPIRITUALIDADE

- Como pretende driblar os obstáculos que possivelmente aparecerão pelo caminho?
- Você tem feito o melhor para buscar a sua felicidade?
- As suas relações têm sido positivas?
- Aquilo que está buscando está somando para a sua vida?
- Qual o seu propósito de vida?
- Qual será a sua recompensa após ter alcançado parcialmente suas metas?
- Qual será a sua recompensa quando atingir o seu objetivo?
- De que forma, mudando a si mesmo, poderá mudar positivamente o mundo ao seu redor?
- Tudo o que tem buscado está valendo a pena?

Lembre-se de que o trabalho com um sistema de recompensa para si mesmo é muitíssimo gratificante e gera resultados muito positivos.

Faça esse exercício com todas as fatias do seu círculo da vida e busque o que é o equilíbrio para você. Tenha certeza de que a sua saúde psíquica, física e mental agradecerá por tudo o que tem feito por si mesmo e por ela.

MEIOS ALTERNATIVOS DE MOVIMENTO

**Faça coisas novas, experimente novos desafios
e se aventure pela vida.**

Tem aumentado o número de pessoas que buscam formas alternativas de equilibrar o corpo, alma e mente ao seu ritmo de alguma forma.

Enquanto alguns optam por fazer meditação, outros preferem fazer acupuntura, ioga, tai chi chuan, terapias e outras formas de busca do equilíbrio mental. Como resultado dessa busca, almejam trabalhar melhor e até produzir com maior eficiência.

Uma busca que vem tomando bastante espaço no mundo moderno é melhorar o estado presente para vivermos o aqui e agora, deixando um pouco de lado o futuro e o passado. Aumentar o foco nas atividades diárias e até reservar um tempo para relaxar e meditar.

Precisamos nos permitir mais vezes viver esses momentos, para então sermos capazes de atingir o equilíbrio pleno.

Gosto de citar um exemplo que aconteceu com um amigo que já foi meu aluno. Depois de uns 2 anos que não nos encontrávamos, cruzei com esse amigo no *shopping*. Para mim, foram duas grandes surpresas: primeiro pelo fato de não termos nos encontrado por pouco mais de 2 anos, depois pelo fato de ele estar totalmente diferente.

3. ESPIRITUALIDADE

Diferente como? Ele pesava uns 105 quilos quando tínhamos nos visto pela última vez, agora me contou que estava com 85. Papo vai, papo vem, a minha curiosidade aumentou e eu não resisti a perguntar: o que fez você mudar tanto?

Ele me respondeu que um ano antes daquele nosso segundo encontro tinha feito um *check-up* com exames que nunca tinha visto na vida. Os exames acusaram, entre outras coisas, pressão alta e colesterol altíssimo. Ele até precisou fazer uma angioplastia para colocar um *stent* autoexpansível, e o que o médico disse que naquele momento foi fundamental para ele permanecer vivo. Além de outras coisas, o médico recomendou que fizesse uma enorme revolução em sua vida. Atividade física, trabalhar menos (deixar de ser um *workaholic*) e dedicar mais tempo ao lazer.

Essa reflexão e o susto mexeram muito com ele, que adotou medidas drásticas para promover uma mudança de vida. O rapaz me disse que começou a jogar tênis com os amigos duas vezes por semana, coisa que não fazia há uns 10 anos. Passou a jogar futebol com os amigos uma vez por semana e começou a meditar e a fazer ginástica na academia todos os dias. Com certeza, entrou em um regime severo também.

Essas mudanças fizeram parte da vida dele, religiosamente, por 6 meses, até que ele percebeu que não estava conseguindo sustentar tudo aquilo e não manteria a nova rotina por muito tempo.

Veio então a outra reflexão. Vou manter o que faz sentido para a minha vida e, principalmente, o que eu conseguir manter de forma eficiente para o resto da vida.

ALÉM DAS SUAS POSSIBILIDADES

Ele reorganizou seu plano alimentar, passando a consultar uma nutricionista a cada 2 meses para ajustar a dieta. De 6 em 6 meses repete os exames com recomendação médica, para conferir como estão os níveis de colesterol, cortisol etc. Vai à academia pelo menos 3 vezes por semana, joga tênis pelo menos 1 vez por semana, medita pelo menos 2 vezes por semana e joga futebol aos sábados, quando aproveita para rever os amigos. Quanto ao trabalho, diminuiu o ritmo de forma significativa, e percebeu que consegue cumprir todos os compromissos sem que falte tempo para as outras coisas importantes da vida, como a família.

O meu amigo conseguiu resolver a equação de fazer tudo de forma equilibrada. Enxergou que o que estava faltando na sua vida era uma forma melhor de administrar as coisas que gosta de fazer e que dão prazer.

Podemos aprender muito com essa história.

3. ESPIRITUALIDADE

FELICIDADE

A felicidade mora nos simples gestos da vida.
Podemos viver em busca da felicidade,
mas talvez esse caminho nos deixe cegos para
as oportunidades que por ora perdemos.
Deixe a felicidade ser, acontecer de forma espontânea.
Essa seria a forma mais genuína...

Em meio aos muitos ensinamentos e coisas boas que discutimos até aqui, a felicidade é parte muito presente da busca do bem-estar, plenitude, satisfação e estado de paz interior. Ela está ligada àquilo que faz bem e dá sentido à sua vida.

> **Existem inúmeros conceitos sobre a felicidade.**

Eu, particularmente, prefiro conhecer a parte mais individualizada da história: o que é felicidade para você?

Tenho certeza de que você, assim como eu, vai se surpreender com incontáveis relatos do que realmente significa a felicidade para cada pessoa.

Partindo do pressuposto de que felicidade é um estado momentâneo do ser humano, temos respostas como: ganhar na Mega-Sena; descobrir que está grávida; receber a notícia de que foi promovido no emprego; alcançar aquele objetivo tão esperado que há um ano não estava conseguindo; ficar ansioso com o resultado da recuperação na faculdade e, depois de dias sem fim, receber a notícia de que passou de ano e pode viajar com a família; conseguir comprar, depois de horas esperando, o ingresso para aquele *show* que demorou tanto para acontecer; o gol da vitória do seu time no segundo tempo da final do campeonato; descobrir que no próximo feriado vai viajar com toda a família para aquele lugar que sonha conhecer; usar aquele casaco que ficou guardado tanto tempo e que, agora que chegou o inverno, terá grande valor; receber um "sim" da pessoa amada; ouvir a notícia de que foi aprovado no vestibular. São muitos os exemplos que poderíamos registrar aqui.

- O que esses exemplos, embora distintos, têm em comum?
- Certamente vamos perceber que todos, sem exceção, tirarão lindos e espontâneos sorrisos do seu rosto. Uns mais tímidos, outros mais largos e poderíamos ter até aqueles mais escandalosos, que têm a intenção de mostrar para quem quiser ver a felicidade estampada no seu rosto.
- Isso é o que conseguimos enxergar aqui do lado de fora.
- O que será que acontece lá dentro nos momentos de felicidade? Muitas coisas boas também.

O padrão respiratório muda, ficando mais profundo e aliviado, e o coração diminui o ritmo, possibilitando maior proteção e diminuição da pressão sanguínea.

3. ESPIRITUALIDADE

Quando o indivíduo tem o seu nível de felicidade elevado, diminui a percepção de dor crônica e ainda tem o sistema imunológico fortalecido por meio de pensamentos e emoções positivas.

A felicidade pode ser definida também como um estado momentâneo de equilíbrio físico, mental e psíquico em que a inquietude é transformada em emoção ou sentimento positivo. Vamos da alegria intensa ao júbilo. Algumas pessoas choram de tanta emoção.

Todos nós buscamos mais momentos de felicidade e bem-estar, não é mesmo?

Conquistar esses momentos tem se mostrado um verdadeiro desafio diário para o ser humano moderno. Isso prova que devemos achar formas e soluções para a concretização desses benefícios sempre.

A felicidade gratuita também faz parte desse processo. Trata-se daquele momento de felicidade que aparece mesmo que não o tenhamos buscado. Geralmente acontece quando estamos vivendo uma fase em que tudo em nossa vida dá certo.

Podemos falar em lei da atração, conspiração da positividade, entre outros nomes.

> Tome cuidado com o que está plantando para a sua vida. Se plantar coisas boas, colherá coisas boas; e o inverso também é verdade.

A felicidade pode aparecer de diversas formas e intensidades, e sabemos que não ficaremos muito tempo com ela ao nosso lado.

ALÉM DAS SUAS POSSIBILIDADES

Mas tenha uma certeza: você poderá resgatá-la na hora mais oportuna para reviver a coisa boa da felicidade.

Levando pelo lado positivo, a maior parte das conquistas na vida de qualquer ser humano exige esforço, mudança, flexibilidade, perseverança, persistência, resiliência. Com isso, temos uma vantagem invejável, que é estar em constante movimento para novas conquistas e realizações daquilo que queremos e acreditamos.

> Se ontem não fez o que tinha que ser feito, o hoje é uma linda oportunidade para realizar o novo.

Evite deixar para amanhã, pois ele pode não existir.

Regularmente, pare por alguns instantes e escute a voz do seu coração. Ouça o que ele está dizendo, siga a sua intuição e seus sentidos e, com certeza, o lado intuitivo levará você a grandes ensinamentos e desafios que serão necessários para a ampliação do seu modelo de mundo.

Vale salientar que, para tudo isso dar certo, é imprescindível acreditar no seu poder de superação. Esteja disposto a pagar por esse preço. Em um primeiro momento, o preço pode ser alto. No entanto, quando você pensar a médio e longo prazo, essa prática pode ser a solução para o seu estado de felicidade.

> Quais os movimentos que tem realizado para usufruir de mais momentos de felicidade em sua vida?

3. ESPIRITUALIDADE

Ouvindo o seu coração

Experimente meditar e esvaziar por alguns instantes os seus pensamentos e entrar em contato consigo mesmo. Pratique o escutar o que diz o seu coração a seu respeito.

Outro exercício muito bacana é parar para refletir, para pensar em si mesmo, no seu corpo, na sua saúde, no seu novo dia para ser feliz, no seu propósito de vida. Tem parado para fazer isso?

Convido você agora a experimentar viver alguns momentos com os olhos fechados relembrando um momento em que viveu a paz.

Viva agora o seu momento de paz (vendo tudo que está vendo, ouvindo tudo que está ouvindo e sentindo tudo que está sentindo). Veja como é bom viver a paz.

Agora, nas mesmas condições, viva um momento de alegria, e veja como é bom sentir a paz e a alegria.

Agora, viva um momento de gratidão, e veja como é bom viver com a paz, alegria e gratidão juntas.

Observe, após ter feito esse exercício, quantas coisas boas reverberam dentro de você.

Veja como somos responsáveis por gerar a nossa própria felicidade apenas pensando em algumas experiências que já vivemos, e que temos o poder de resgatar a qualquer momento e em qualquer lugar.

Pratique esse exercício com mais frequência e sempre que possível. Uma sugestão é escolher outros momentos, como cuidado, amor, perdão etc.

ALÉM DAS SUAS POSSIBILIDADES

Certamente isso trará, por alguns instantes, uma sensação muito boa de felicidade, alívio, tranquilidade, serenidade e até recursos que possam ser necessários para uma situação de necessidade.

É, com certeza, essa busca que proporciona momentos de prazer, motivação e até grandes conquistas.

- **Quem gostaria de olhar no espelho e estar com o corpo ideal?**
- **Estar feliz por ter eliminado aqueles quilinhos a mais?**
- **Feliz por estar trilhando a vida que sempre almejou?**
- **Estar contente pelo fato de estar mais disposto para sair com os amigos, entre outras coisas.**

Esses e outros exemplos mostram que podemos aliar a atividade física a resultados plausíveis de felicidade.

A felicidade, para acontecer, só depende de você. Busque estímulos e motivação e viva com mais sintonia com aquilo que acredita ser um mundo melhor. Alimente-se de mais momentos de alegria, satisfação e bem-estar.

3. ESPIRITUALIDADE

POR QUE PRATICAR IOGA?

Cuide hoje de si mesmo.
Esteja atento a você.
Entre em contato com seu interior.
Inspire profundamente e pense em coisas boas; expire e elimine da sua vida o que não está lhe fazendo bem.
Pratique isso sempre que possível.

Ioga, ou yoga, significa controlar, unir. Esse termo tem origem no sânscrito, uma língua presente na Índia, em especial na religião hinduísta.

Trata-se de uma filosofia que trabalha o corpo e a mente por meio de disciplinas tradicionais. A ioga está relacionada ao budismo e ao hinduísmo e conta com práticas como exercícios e meditação para trabalhar a parte física e a mente. Existem diversos ramos da ioga.

Originária da Índia, há mais de 5.000 anos, essa prática atualmente é conhecida não apenas como uma filosofia de vida, mas também como um sistema holístico que trabalha o corpo e a mente ao mesmo tempo.

A ioga tem a capacidade de trabalhar as emoções.

ALÉM DAS SUAS POSSIBILIDADES

Ela pode ajudá-lo a agir de acordo com seus pensamentos e sentimentos, além de trazer profundo relaxamento, concentração, tranquilidade mental, fortalecimento do corpo físico e mental e desenvolvimento da flexibilidade.

E a ioga conquista cada vez mais adeptos. Em linhas gerais, é possível dizer que ela torna o corpo mais saudável e a mente, mais tranquila. Entre os praticantes mais assíduos, pode-se notar melhora da memória, redução no nível de estresse, diminuição do risco de doenças cardíacas, entre outros benefícios.

Quem é que não quer todos esses ganhos?

Antes de começar, é bom saber que existem vários tipos de ioga. Veja a seguir os mais populares no Brasil e saiba um pouco sobre cada um deles:

Hatha

Trata-se da ioga clássica, que deu origem aos outros tipos. Cada aula tem meditação, exercícios de controle respiratório (pranayamas), posturas (*asanas*) e relaxamento, não necessariamente nessa ordem. Os movimentos são suaves e vigorosos, e o tempo de permanência nos asanas é maior do que em outras modalidades. Em geral, eles são mantidos por pelo menos 5 respirações completas (inspirar e expirar). Seus principais benefícios são o de aumentar a concentração, trazer foco, ganho de equilíbrio, força e alongamento. Também ajuda a promover o autoconhecimento físico e mental, acalmar a mente e trazer bem-estar geral. Se está começando na ioga, essa é uma boa sugestão.

3. ESPIRITUALIDADE

Ashtanga

Criado pelo indiano K. Pattabhi Jois, consiste em 6 séries fixas de posturas. O aluno começa praticando a primeira série e vai evoluindo. Existem dois tipos de aula: uma na qual o professor não dá comandos verbais, apenas ajusta as posturas (já que cada um conhece sua série), e outra em que o professor conduz os alunos, postura a postura. Essa é uma modalidade para quem gosta de disciplina, foco, concentração e não tem medo de suar, pois as sequências são dinâmicas e exigem muito do praticante.

Vinyasa

Essa modalidade empresta do Ashtanga o dinamismo e a intensidade, mas não possui séries fixas. O tempo de permanência nas posturas é mais curto do que no Hatha, o que resulta em aulas ritmadas, fluidas. As posturas, muitas vezes, criam sequências como coreografias. Não é o estilo mais recomendado para iniciantes; para acompanhar a aula, é preciso ter certo grau de conhecimento em cada postura. Com essa prática, os músculos tendem a ficar mais fortes e alongados e as articulações ganham resistência, podendo assim existir perda de peso.

Iyengar

Essa modalidade, criada pelo indiano B. K. S. Iyengar, é a mais técnica de todas. Isso porque seu criador, que morreu em 2014 na Índia, aos 95 anos, estudou minuciosamente o funcionamento do corpo humano. Seu método une o que há de tradicional na ioga à precisão da técnica dos movimentos e ao alinhamento perfeito do corpo durante as posturas. Utiliza acessórios como cintos, almofadões, blocos de madeira ou EVA, cadeiras e cordas. O objetivo é proporcionar estabilidade física e mental ao aluno e, assim, facilitar a prática, tornando-a acessível para iniciantes ou para quem tem dificuldades e limitações corporais.

3. ESPIRITUALIDADE

MEDITE!

Entre em contato consigo mesmo, seja pela respiração, meditação, ouvindo seu coração ou até não pensando em nada, só você com você. Esse encontro não tem preço.

O ato de meditar é uma arte. E essa arte nos leva ao desafio do espaço vazio de nossa mente. Permita esse presente a você.

Esse espaço vazio nos levará à redução da ansiedade e do estresse, à diminuição da insônia, maior concentração, ajuda na questão do foco, possibilita equalizar o seu sistema, trazendo autoconfiança, aumento do bem-estar, estimula a criatividade, melhora o quadro de doenças, traz paciência, calma, aumenta a tolerância, faz uma ligação direta com o seu interior pela respiração, além de outros benefícios.

Nos dias atuais, há inúmeros tipos de meditação:

Mindfulness

Trata-se de um estado mental de controle sobre a capacidade de se concentrar nas experiências, atividades e sensações do presente. Traduzido em português como "atenção plena" ou "consciência plena", o *mindfulness* se popularizou como a busca do alívio para o estresse do dia a dia, além de ajudar a melhorar as capacidades mentais e, consequentemente, a produtividade. Para atingir esse estado, utilizam-se principalmente técnicas de meditação. O indivíduo deve se concentrar, durante um período de tempo, em determinada coisa, como um objeto ou as próprias reações de seu corpo: a respiração ou os batimentos cardíacos, por exemplo. Nesse exercício de meditação, a concentração deve ser plena, aberta e livre de qualquer julgamento sobre o objeto ou sensação observado. A ideia é apenas "viver o momento presente" daquela situação.

A meditação *mindfulness* tem origem nas práticas meditativas orientais, principalmente entre os budistas. No entanto essa técnica passou a ser objeto de estudo da medicina e da psicologia comportamental, como parte de uma série de programas para a redução do estresse. Entre os muitos benefícios estão a melhora na qualidade de vida das pessoas que praticam essa meditação, destacando-se também o aumento da criatividade, da memória e da rapidez em obter respostas.

Meditação transcendental

Na meditação transcendental, você ensina a sua mente a mergulhar no campo transcendental. O transcender é ir além da sua imaginação, é superar a força do pensamento para lugares que muitas vezes acreditamos que o nosso pensamento não seria capaz de alcançar, como o pensar em nada, deixar a mente vazia. Tudo isso só é possível com muita disciplina, rotina e treino. No caminho que traçamos no livro deu para perceber que sem rotina, disciplina e treino não conseguiremos alcançar nenhum lugar. Não há técnicas focais, como se concentrar na respiração ou no tempo presente. O intuito é mergulhar na consciência.

3. ESPIRITUALIDADE

Raja ioga

A Raja ioga é uma técnica de meditação pautada no autoconhecimento. O principal objetivo é a compreensão de quem você é e qual é o seu estado original. A Raja ioga não recorre a nenhuma técnica focal, tampouco utiliza os asanas (posturas da ioga). Ela pode ser feita com a pessoa sentada ou em movimento; o importante é seguir 4 passos definidos que levam a pessoa a atingir esse estado original de plenitude.

Meditação Vipassana

Vem do budismo indiano e é pautada no autoconhecimento, na auto-observação e na busca profunda da interconexão entre mente e corpo. A diferença é que a técnica é ensinada em cursos presenciais que duram alguns dias, durante os quais os participantes devem seguir um código de disciplina recomendado, aprendem os conceitos básicos e praticam o suficiente para experimentar os seus resultados benéficos. Entre os princípios do código estão não matar, roubar, mentir, tomar intoxicantes ou praticar atividade sexual. Os participantes também devem praticar o silêncio e sao aconselhados a não cruzar olhares.

Meditação Zazen

Originária da tradição do zen-budismo, um braço do budismo que surgiu no Japão, a meditação Zazen deve acontecer com os olhos entreabertos e com o corpo sentado de forma correta. Uma das intenções dessa meditação é ter consciência de suas percepções. Tentamos perceber a respiração e não controlar; depois que conseguimos ter consciência de nossas percepções e das emoções que essas percepções carregam, chega o momento de entrarmos em comunhão conosco. Esse é o despertar, é ver a realidade como ela é. A arte é perceber como trabalha a mente, como ela percebe o universo e, então, conhecer quem realmente somos.

Esses são alguns tipos de meditação para quem pretende mergulhar nesse universo tão lindo do autoconhecimento. A meditação é um excelente condutor para a descoberta de uma nova perspectiva de si mesmo. Permita se conhecer. Veja com qual modalidade se identificou e explore esse novo conhecimento. A meditação moderna traz a possibilidade de lidar tanto com o iniciante, que quer praticar por pouco tempo, como com os mais assíduos da prática, que a realizam todos os dias por horas.

> **Meditar é como rezar.**

Aprecie essa fonte, que vai possibilitar uma nova forma de encarar a vida diante de tantos desafios.

> **Não existe regra para meditar; cada um faz a sua. Só experimentando para saber como ela trará benefícios para sua vida.**

Há quem diga que se sente bem meditando de manhã, pois já começa o dia energizado; outros preferem fazê-lo dirigindo, a caminho do

3. ESPIRITUALIDADE

trabalho, para ajudar na construção de ideias, e há aqueles que optam por meditar antes de dormir, como forma de agradecimento pelo dia.

Quando adquirir o hábito de meditar, pode ter certeza de que muitas coisas boas vão acontecer na sua vida. O simples ato de pensar na possibilidade de reservar espaço para a sua comunicação interna já tem um valor incrível. Além de outras coisas, como se portar como uma pessoa mais paciente, compreensível, empática e com uma qualidade de sono muito boa.

Medite sempre que possível!

CRENÇAS

O indivíduo que acredita em algo permite estar em constante transformação como ser.

Escolho este assunto para finalizar o livro por acreditar que este ponto é somente o início da transformação ou reinvenção da sua melhor versão.

Permita enxergar que você é muito melhor do que acredita ser. A escolha de vestir essa nova identidade é responsabilidade sua.

Observe em sua vida alguns caminhos que já percorreu e nos quais não obteve sucesso. Talvez mudar o caminho seja uma solução simples que gerará, no mínimo, um resultado diferente.

- **Assim são os desafios da vida. Se conseguiu detectar que um caminho não parece ser a melhor opção, trace outra rota.**
- **Colocando esse conceito em prática, como se posiciona essa relação dentro da sua vida?**

Com atividade física, meditação e algumas mudanças de comportamento a partir deste momento, pode acreditar que desculpas e falhas praticadas antes serão superadas.

Visualize o que impede o seu desenvolvimento e descarte da sua vida. Acrescente aquilo que vai somar para a sua evolução. Trace novos objetivos para sua vida!

3. ESPIRITUALIDADE

Acreditar que é capaz de realizar algo faz parte de um processo mental que tem muito poder. Por outro lado, simplesmente pensar que vai realizar algo e não agir pouca eficiência terá no processo final.

> **A nossa mente se alimenta dos nossos pensamentos. Você tem mais pensamentos positivos ou negativos?**

O pensamento e a ação têm que ter coerência, ou seja, precisam ser genuínos de todas as formas. Desde o momento em que acredita até os pequenos gestos que coloca em ação para atingir o seu objetivo.

Coloque em prática aquilo em que acredita, desde que saiba que é possível a sua realização.

> **Acredite, mentalize, veja-se fazendo e pratique!**

Desejo boa sorte na sua nova jornada em busca do bem-estar e do equilíbrio para uma vida plena que, consequentemente, terá mais qualidade.

Seja feliz!

Um grande abraço,

Coach Marcos Marques